徐海朋◎著

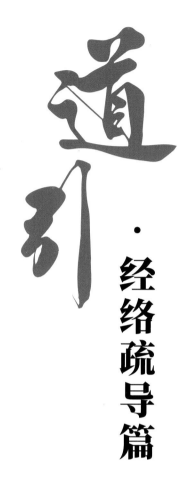

道引

·经络疏导篇

U0228902

化学工业出版社
·北京·

内容简介

本书系"道引"系列的第二部,主要运用49种运动技术,配合穴位按摩,实现疏通经络、调和气血、柔缓筋脉的效果。

本书适合各类人群健身参考,是养生保健、运动康复的有益枕边书。

图书在版编目(CIP)数据

道引·经络疏导篇 / 徐海朋著. —北京:化学工
业出版社,2022.9
  ISBN 978-7-122-41837-1

  Ⅰ . ①道… Ⅱ . ①徐… Ⅲ . ①经络 - 养生(中医)
Ⅳ . ①R224.1

  中国版本图书馆 CIP 数据核字(2022)第 136170 号

责任编辑:李少华   文字编辑:张晓锦
责任校对:宋 夏   装帧设计:史利平   穴位绘图:陈思维

出版发行:化学工业出版社(北京市东城区青年湖南街 13 号   邮政编码 100011)
印   装:天津图文方嘉印刷有限公司
880mm×1230mm 1/20 印张 8 字数 232 千字 2023 年 4 月北京第 1 版第 1 次印刷

购书咨询:010-64518888   售后服务:010-64518899
网   址:http://www.cip.com.cn
凡购买本书,如有缺损质量问题,本社销售中心负责调换。

定   价:58.00 元

　　光阴荏苒，转眼间，《道引·形体牵引篇》已出版5年有余，笔者对于道引的系统性研究也已15年有余，每想到道引传承与发展的使命与重任，总感觉时间紧迫，时不我待。于是决定出版第二部道引专著，并同步开展道引课程改革、摄制道引视频课程、研发流道引课程、更新互联网平台道引内容，以及开展道引研究中心规划及实施等诸多工作。

　　关于道引，《道引·形体牵引篇》已经说明过了，在此进一步强调：古代众多文献典籍有道引的记载，近代称为导引或导引术，道引属于名词，而导引属于动词，侧重技术属性，蕴含着"外导而内引"的项目特点，也蕴含着"导气令和，引体令柔"的项目功能。道引除了蕴含技术属性，还蕴含着文化属性，例如大道至简、为道日损、道法自然等，这需要成为导引术练习者的一种精神追求，希望读者能在技术学习和练习中，逐渐地"由术入道"，感悟中华文化阴阳平衡、顺应自然、天人合一的精神命脉。本书中"道引"的概念具有统领性，统领技术、知识、文化等，"导引"的概念则侧重技术属性及功能，如导引按跷、导引法、导引术等，请读者区分两者的称谓区别，避免误以为称谓矛盾。

　　经络疏导是将导引法与按跷法配合使用的方法，即在导引运动之后，进行适当的形体或穴位按跷，在疏通经络、调和气血、调理脏腑功能方面将会事半功倍。本书在对古籍《巢氏病源候论》导引法进行研究和技术开发的基础上，配合穴位按跷，可以针对骨骼、肌肉、皮肤、腰腿、脊背、筋脉、官窍、胸腹等部位的运动调理进行指导练习。相对初级的形体理论，本书的经络理论和精气神理论在认识层面都有所提升，技术方法也开始注重动

明代顾春《庄子》关于道引记载

作与呼吸的配合，以及意识的运用，因此，技术方法比形体牵引更为复杂。

本书的所有方法，在高校课程、企业培训及理疗会所、健身中心等众多形式的教学中都有应用，得到良好反馈（可微信搜索道引或关注微信号：China-Daoyin，观看视频课程）。本书所载导引的方法可以单个练习，也可以组合练习，还可以导引之后配合穴位按跷练习，形式多样。对于初次接触道引的读者，建议先进行初级形体牵引篇的学习和练习，之后对经络疏导篇中的方法循序渐进地进行练习。

回顾道引重构及品牌打造的路程，一路风雨，但仰望灿若星海的中华文明时，又感到一无所知。每想到此，唯有全力以赴，不负光阴，方能在中华文化的复兴潮流中不辱使命。亲爱的读者，《素问》载："是故圣人不治已病治未病，不治已乱治未乱，此之谓也。夫病已成而后药之，乱已成而后治之，譬犹渴而穿井，斗而铸锥，不亦晚乎！"道引有理疗康复的功效，晨昏之间，运动关节，按跷穴位，注重养生保健也很重要。愿道引这一古老又全新的运动方法给您带来全新的生活方式！

道引历史久远，博大精深，作者水平有限，如有不当之处，还望指出；如有高见，还请赐教。愿行业领域的同仁志士，为中华优秀传统运动的传承、创新、发展同心协力，再创辉煌！

徐海朋

2023年1月于上海

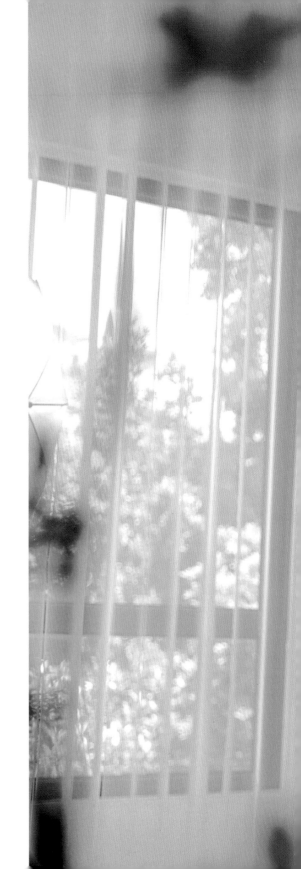

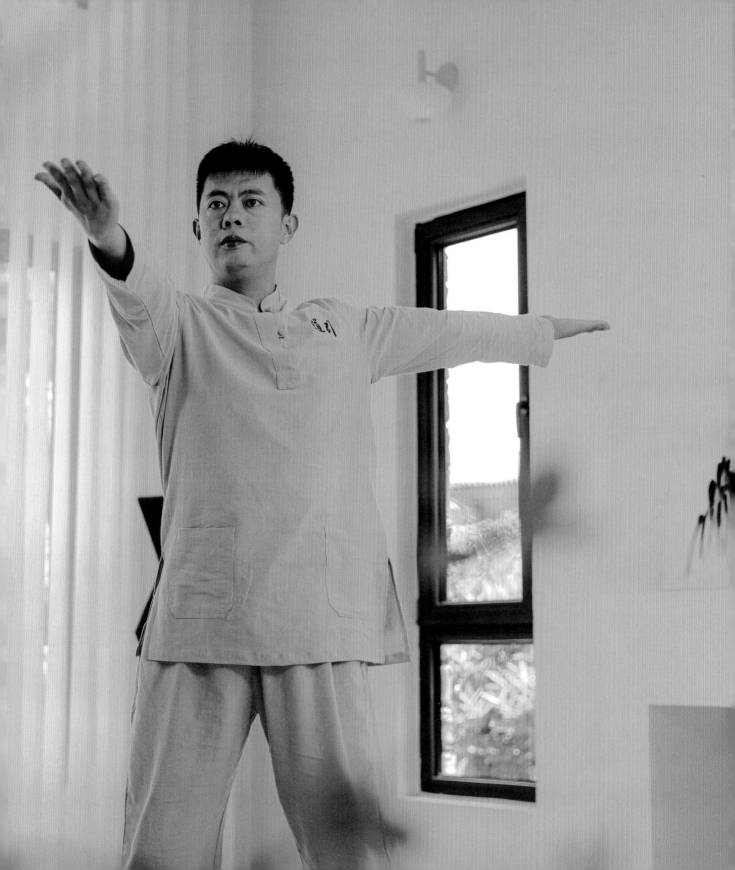

目录 | CONTENTS

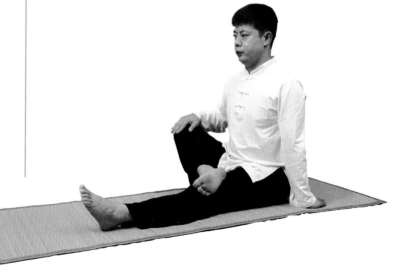

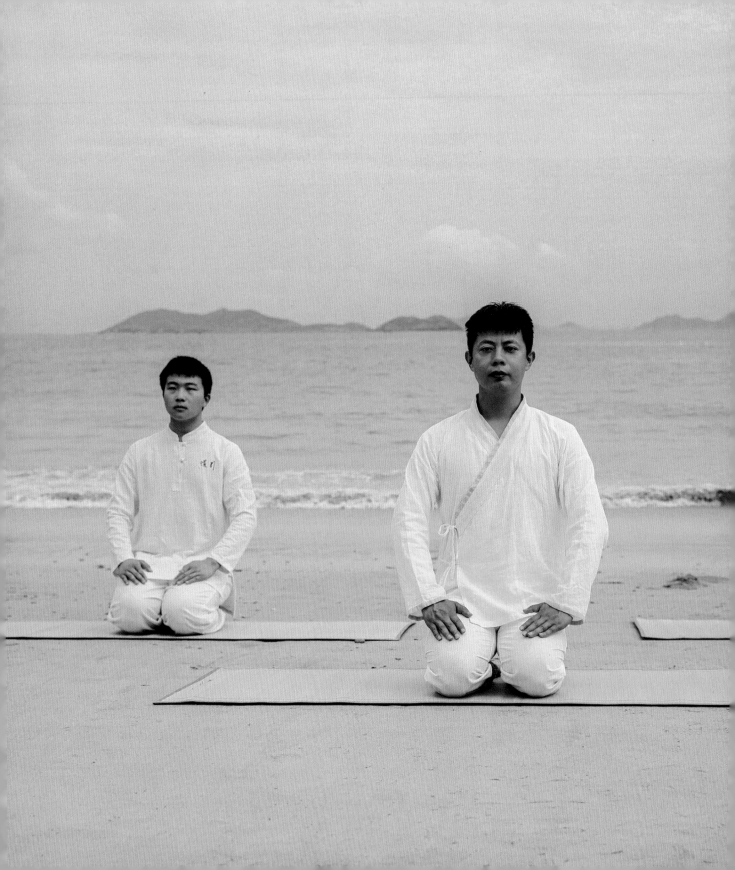

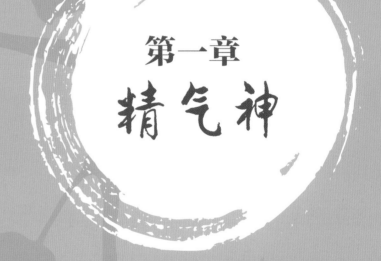

第一章
精气神

吹呴呼吸，吐故纳新，熊经鸟伸，为寿而已矣。

此道引之士，养形之人，彭祖寿考之所好也。

——先秦·庄子《庄子·刻意》

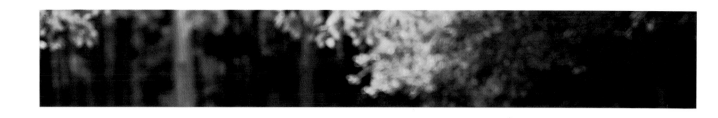

精、气、神是构成生命的三个元素，缺少任何一个元素，生命都将不复存在。精、气、神也被称作形、气、神。精是构成形体的基本物质，用精来替代形，能从微观上阐释形体的微观结构。古有谚语："天有三宝日月星，人有三宝精气神。"形容人体的精气神像日月星一样宝贵。林佩琴在《类证治裁》中说："一身所宝，惟有精气神。"现代科学证明，许多健康问题都离不开形体损伤、气机不畅、精神异常这三个根本性因素。精气神在道引方面具有理论指导意义，通过独特的运动方法，进行精气神的练习，可以调和形体，畅通气机，愉悦精神。

第一节 | 什么是精气神

精是构成形体的基本物质，宏观的精即形体，为了能从本质上和最精微处来阐明形体的变化，中医用精来描述形的构成。《素问·金匮真言论》指出："夫精者，身之本也。"说明精是构成形体的基本物质。

中医对精的认识主要分为两大类：

1.先天的精

先天的精来源于父母，具有繁殖后代的功能，又被称为生殖之精。《灵枢·经脉篇》记载："人始生，先成精。"可见，生命的物质基础——先天之精来源于父亲的精子和母亲的卵子，两者的组合是生命的起点，这与现代科学对生命的来源不谋而合。因此，先天之精取决于父母，精子和卵子的质量好，功能强，会促使生命得到更好的发育，为后天的健康打好基础。

2.后天的精

后天的精由水谷等营养物质生化而来，五谷杂粮经过脾胃的运化之后转变为精微物质，被运送到全身各处，营养生命，构成形体。因此，后天之精主要取决于脾胃的运化功能和食物的营养搭配，脾胃运化功能好，食物营养丰富，则后天之精充足，人体骨骼坚固，肌肉饱满，身体健壮。

先天之精和后天之精是相互依存、相互促进的。先天之精为后天之精储备了物质条件，后天之精的不断充养又可以使先天之精得到发育和储藏。

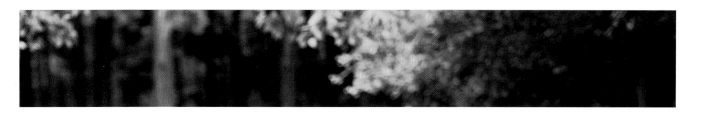

中医认为气是充养人体的一种精微物质，这种物质维持着生命活动的基本功能，与西方的"能量"一词意思较为接近。《庄子》记载："通天下一气耳。""人之生，气之聚也，聚则为生，散则为死。"《难经》记载："气者，人之根本也，根绝则茎叶枯矣。"可见，传统生命理论认为气是充斥在天地之间的一种精微物质，将天地人三者联系起来，同时是生命活动的根本动力。

对人体而言，中医依据人体气的位置、功能、属性的不同，将气划分为元气、宗气、营气、卫气等四个方面。

1.元气

元即本元的意思，描述为先天而来之气。元气来源于先天，藏于肾中，又依赖后天精气的充养，是维持人体生命活动的基本物质和原动力。元气的主要功能是推动人体的生长、发育，激发脏腑、经络等组织或器官的生理功能。

2.宗气

宗即集合的意思，描述为多种气的组合。宗气由肺吸入的自然界清气与脾胃所化生的水谷之气相结合而成，积聚在胸中，灌注于心肺，主要功能是发出于喉咙而进行呼吸，滋养心脉和运行气血。

3.营气

营即营养的意思，描述为富含营养的气。营气来源于饮食水谷所化生的精气，在脉内运行，具有化生血液、营养周身的功能。《素问·痹论》记载："营者，水谷之精气也。和调于五脏，洒陈于六腑，乃能入于脉也。故循脉上下，贯五脏，络六腑也。"

4.卫气

卫即卫士的意思，描述为具有防卫功能的气。卫气来源于饮食水谷所化生的悍气，在脉外运行，具有温煦皮肤、腠理、肌肉，调理汗孔开阖与护卫肌表的功能。《灵枢·本藏》记载："卫气者，所以温分肉、充皮肤、肥腠理、司开合者也。"皮肤中的卫气具有的屏障防卫功能，可以抵御外邪侵入身体。

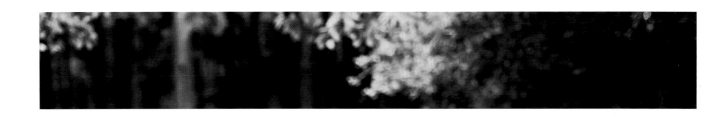

中医的"神"即是当前社会理解下的精神，是人的思想意识活动、情感认知、精神状态的外在表现。精神的基础是精，即形体，没有好的形体，很难有好的精神状态，这与现代科学关于身体健康很大程度上决定心理健康的说法不谋而合。中医理论认为，"神"是内在脏腑精气的外在表现，内在脏腑有疾患，往往反映在精神方面。例如萎靡不振、失眠、紧张、焦虑等精神现象，其功能异常往往是脏腑功能异常的表现。精神状态与饮食也有较大关系，在《灵枢》中记载："故神者，水谷之精气也。"因此，合理的饮食调节对精神调节有效果。

精神现象与心系统的关系最为密切，《素问·宣明五气论》记载："心藏神。"《灵枢·本神篇》进一步指出："故生之来谓之精，两精相搏谓之神，随神往来者谓之魂，并精而出入者谓之魄，所以任物者谓之心，心有所忆谓之意，意有所存谓之志，因志而存变谓之思，因思而远慕谓之虑，因虑而处物谓之智。"因此，魄、魂、志、意、思等一系列的心理活动都属于精神层面，精神与心系统的物质器官有着密切关系。

《素问》记载："心者，君主之官，神明出焉。""主明则下安，主不明则十二官危。"指出心藏神，精神是身体健康的重要因素，所以有"得神者昌，失神者亡"的说法。愉悦的精神状态对五脏功能的正常发挥有着重要作用，现代科学也证明人体的五官九窍、经络、气、血、津、液以及肢体的活动都与精神活动有密切关系。不良的精神状态会引起不良的生理疾患，如过度愤怒会伤害到肝脏，过度悲伤会伤害到肺脏，过度惊恐会伤害到肾脏，过度思虑会伤害到脾脏，过度欢喜会伤害到心脏。

第二节 | 精气神的联系

1.精气神是相互联系的统一体

林佩琴在《类证治裁》中指出："神生于气，气化于精，精化气，气化神。故精者神之本，气者神之室，形者神之宅。"可见精气神三者是相互联系、相互促进的统一体，其中精是根本，气是动力，神是主宰。

张景岳在《类经》中记载："精之与气，本自互生，精气既足，神自王矣。虽神由精气而生，然后以统驭精气

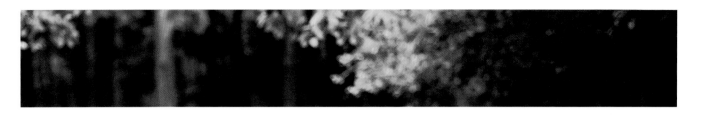

而为运用之主者，则又在吾心之神，三者合一，可言道矣。"可见精与气可以相互生成，神由精气化生，神又可以影响精气的功能活动。《灵枢》中记载："故神劳则魂魄散，志意乱。"指出精神过度劳累会影响五脏功能的正常发挥。尤其在剧烈的情志刺激时，严重影响五脏的正常功能，这也是当今很多精神伤害引起重大疾病的原因。《素问》指出："怒则气上，喜则气缓，悲则气消，恐则气下，寒则气收，炅则气泄，惊则气乱，劳则气耗，思则气结。"所以，精神调养，即通过愉悦的精神体验来促进形体调和、气机顺畅非常关键。

2.精气神存在相互转化的关系

古代养生家曾指出："积神生气，积气生精。"指出精神的调养可以促使气机的生发，气机的保养又可以促使形体产生变化，可见精气神三者存在相互滋生、相互转化的关系。良好的精神状态可以使人体气机运行通畅，久而久之，对人体的形体变化具有良好效果。成语"心宽体胖"就是很好的例证，一个心胸宽广的人，心功能、脾功能良好，因此在饮食、睡眠、社交等诸多方面都良好，身体自然健康。

第三节 ｜ 道引为什么可以改善精气神

明·徐春圃在《古今医统大全》中记载："夫善养生者养内，不善养生者养外。"养内是指保养形体、畅通气机、愉悦精神的意思。道引通过效法自然的运动方法来畅通体内气机，活跃气血，实现阴阳平衡。长期练习道引之后，会促使形体产生良好的变化，体现在柔韧性的提高、气机运行的通畅和精神的愉悦。

1.道引可以动摇形体

道引在不同的形体姿势下，通过举、按、揉等几十种运动技术，采用不同的运动方法，对肩、腰、腿、胯等形体官窍进行运动刺激，使特定部位气血活跃，阴阳平衡。

不同于常见的各类健身手段，道引是将身体作为客观对象而进行的修复和调养。受道家文化的影响，道引在"动摇"形体的过程中，其运动强度、运动量、运动间歇、运动频率等都会体现出独特的自然内蕴。例如，在强度方面，或要求劲力达到极限，或要求气力和谐，或要求用意不用力；在运动特点方面，要求周而复始、松紧结合、快慢搭配；在运动量方面，要求早中晚各不相同，春夏秋冬各异。练习道引，可以依据道引锻炼方法，请人帮助来寻找牵拉、动摇（别人帮助动摇形体即是推拿）的感觉，建立动摇形体的意识。

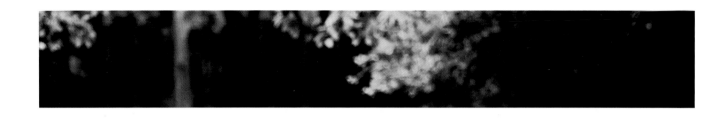

2.道引可以畅通气机

气机畅通往往与"肺主肃降"的功能有关，道引中许多动作强调呼吸的锻炼，可以改善肺脏的功能，使肺活量、通气量、参与交换的肺泡数量等诸多方面得到改善。肺功能的改善体现在"肺朝百脉"能力的提高，进而推动全身气血运行的能力加强，畅通三焦。在肺脏所属的上焦方面，气机运行加强，肺功能的雾露灌溉作用也会得到加强，将消化吸收的精微物质，通过百脉充养全身，从而使全身精力充沛。在脾胃所属的中焦方面，脾胃功能加强，则食欲旺盛，消化吸收功能改善，体重增加。在肾脏所属的下焦方面，肾阳之气得以充沛，温煦全身，促使肾气充足而上注，口内津液增多。

3.道引可以促使愉悦精神

徐春圃在《古今医统大全》中指出："心者，形之主也；神者，形之宝也。故神静而心和，心和而形全；神躁而心荡，心荡则形伤。将全其形也，先在理神。"当精神处于安静状态时，降低了内外环境对大脑的干扰，使大脑各组织细胞获得休息，全身物质基础代谢普遍下降，耗氧量显著减少，储能增加，从而改善神经、呼吸、循环、消化、运动、泌尿、生殖、内分泌等各个系统的功能活动。

道引练习属于"动中有静"的练习，练习道引时，精神会自然地灌注到运动过程中，体验细微的形体运动感觉，促使精神不由自主地进入安静状态，进而使精神得到保养，增加轻松愉快、舒适宁静的精神体验。

4.意识的能动性运用

道引运动会对精神起到调节作用，与此同时，精神功能的主动发挥可以反作用于形体，促进形体健康。《鸡峰普济方》中记载："意者气之使，意有所到则气到。"另外中医理论指出："气为血之帅，血为气之母。"因此，气行则血行。意识调节对体内气机的运行有着重要的作用，这也是道引运动中具有行气法的重要原因。行气法是通过运用意识来引导体内气机，来实现畅通经络，排除外邪，活跃气血的目的。道引不同于生命修炼和气功修炼的要点在于道引兼用行气，往往是以"外导而内引"为主要特征，即运用行气法的同时会伴随着外在的肢体运动。

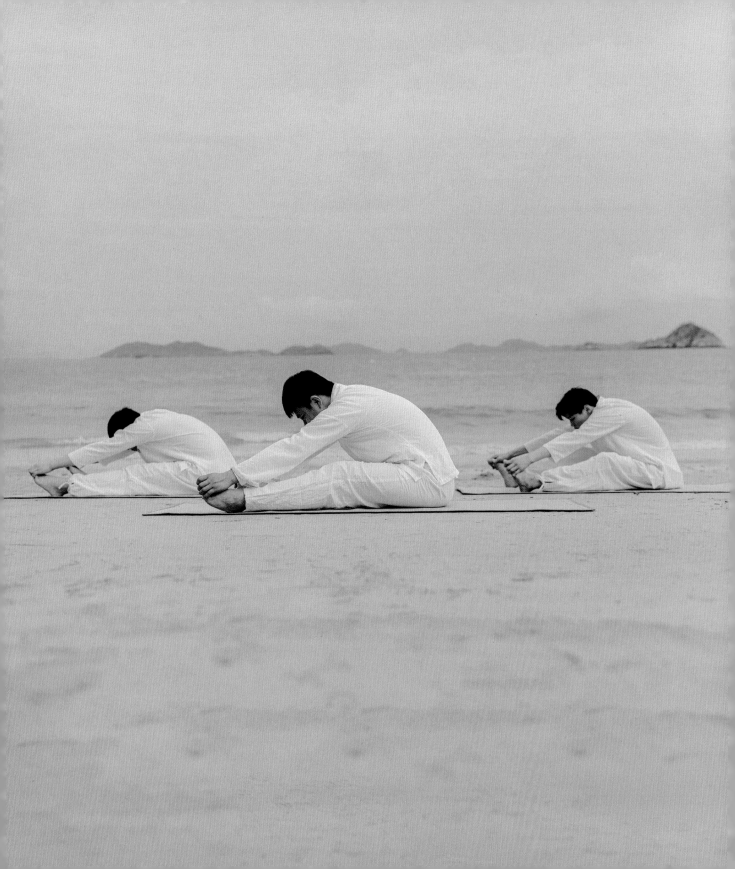

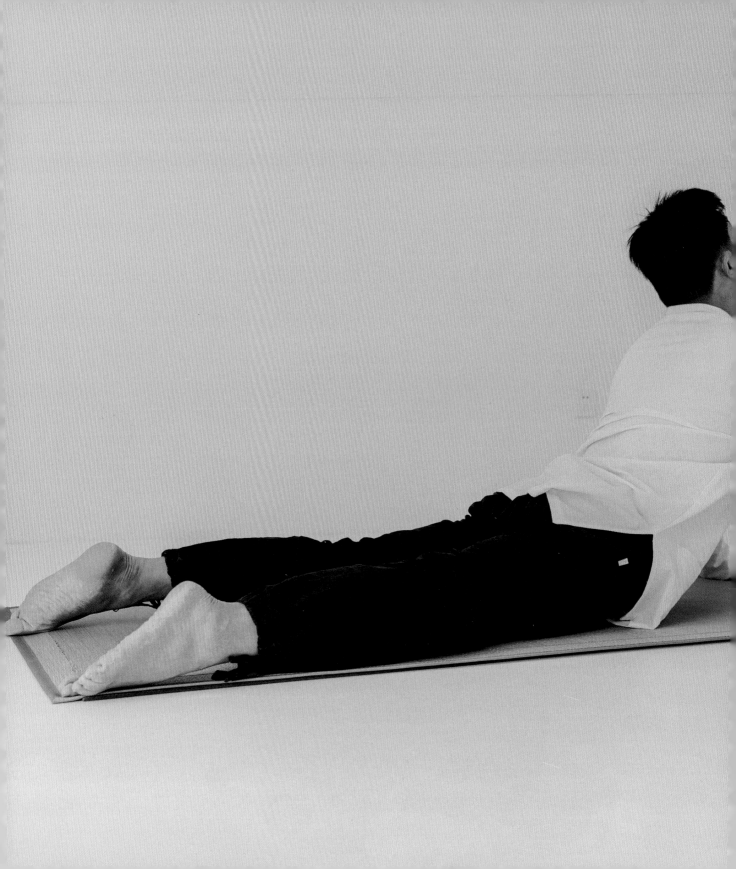

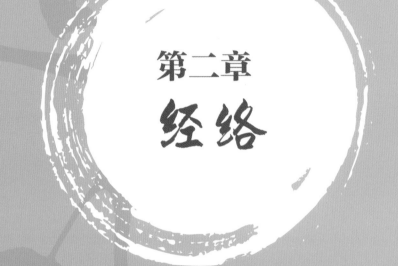

第二章
经络

吹冷呼而吐故，呴暖吸而纳新，

如熊攀树而可以自悬，类鸟飞空而伸其脚也。

斯皆导引神气，以养形魂，延年之道，驻形之术。

——清·王先谦《庄子集解》

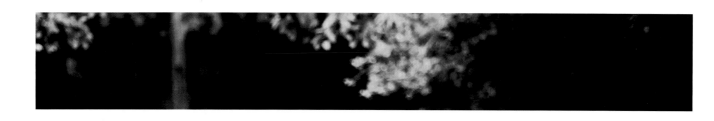

第一节 | 什么是经络和穴位

一、经络的本质

《灵枢·海论》记载："夫十二经脉者，内属于脏腑，外络于肢节。"现代西医解剖学尚不能发现经络结构，只是通过研究手段发现了经络与生理功能的某些联系性。《灵枢·脉度》记载："经脉为里，支而横者为络，络之别者为孙。"从本质上说经络属于无形结构，属于一种空间系统，一种极其精微的空间系统。这种空间系统存在于人体脏腑、四肢、五官、皮毛、筋肉、血脉，无处不在，并且通过这种空间系统将人体的表里、内外连接起来，形成一支四通八达的"交通网络"。其中经是"交通主干道"，络则是"主干道的外延"。经络是经气运行的通道，经气沿着经络运行，起到传递信息的作用。经络闭塞，经气不能正常运行是一切疾病的根源，同样，疏通经络也是治疗疾病的根本原则。正如《灵枢·经别》记载："夫十二经脉者，人之所以生，病之所以成，人之所以治。"

中医常用经脉状况来形容人体的功能状态，需要说明的是经和脉是两种系统，经指的是经络，脉指的是血管，经络和血管两者共同将全身各处连接起来，维持生命活动的正常进行。《灵枢·本脏》记载："经脉者，所以行气血而营阴阳，濡筋骨，利关节者也。"经络系统不同于血液循环系统，经络系统属于无形的空间结构，血液循环系统属于有形的空间结构。经络的主要功能是沟通表里，传递信息；血液循环系统则主要在于输送有形的营养物质到全身各处。经络系统的畅通可以促使血液循环系统畅通无阻。倘若经络出现阻闭，影响到经气的运行，会造成有形的血液循环系统出现运行不畅，产生气滞血瘀现象。经络系统和血液循环系统存在于体内，相互协作，共同维持生命活动的正常进行。

二、经络、经气与穴位

如果说经络属于"道路"的话，经气则属于道路上的"车辆"，穴位则属于道路上的"车站"。人体的经络和其运行的经气，形成一个和谐有序的交通网络。"车辆"运行在"道路"上，倘若"车辆"接收到来自"车站"的按压、揉动、注意力等相关刺激时，"车辆"便接收到信息，并将信息沿着专属通道传递到相关的脏腑、筋骨、皮毛等，激发相关组织的内在潜能。

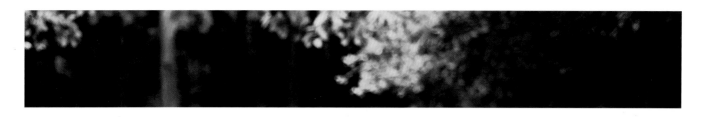

　　人体共有十二条主要的"道路"——经络，在十二条"道路"上分布着数量不等的"车站"——穴位，比如足三里属于胃经"道路"的重要"车站"；大敦属于肝经"道路"上的重要"车站"；涌泉属于肾经"道路"上的重要"车站"。

　　人体除了十二条主要"道路"以外，还存在和"道路"联系在一起的"停车场"，即"奇经八脉"。李时珍《奇经八脉考》中记载："盖正经犹夫沟渠，奇经犹夫湖泽。正经之脉隆盛，则溢于奇经。"说明十二条"道路"的"车辆"充足，多余的"车辆"便可向"停车场"行驶，畅通奇经八脉，同时储存起来，若身体正气不足或气机不畅时，多余的"车辆"便可以被调动起来，用来增强气机或畅通经络。

　　在人体奇经八脉之中存在两条非常重要的经脉，分别为任脉和督脉。李时珍在《奇经八脉考》之中指出："督脉起于会阴，循背而行于身之后，为阳脉之总督，故曰阳脉之海。任脉起于会阴，循腹而行于身之前，为阴脉之承任，故曰阴脉之海。"可见人体六条阳经都与督脉交会，六条阴经都与任脉交汇，所以，调节任脉和督脉的平衡可以间接地调节人体其他经脉的平衡。古代道家的生命修炼之中有种专门畅通任督二脉的功法"周天功"，可以通过疏通任督二脉达到全身经脉畅通的目的。在道教典籍《周易参同契发挥》中也指出："医书有任督二脉，人能通此二脉，则百病皆通。"李时珍则引用长寿动物来说明任督二脉的重要性，"鹿运尾闾，能通督脉，龟纳鼻息，能通任脉，故两物皆长寿。"可见任督二脉在经络中的重要性。

第二节 | 道引为什么可以疏导经络

　　道引练习由最初的运用劲力"牵引""动摇"，逐渐过渡到"牵引""动摇"的同时，运用意识畅通经络，活跃气血。中医学著作《鸡峰普济方》记载："意者气之使，意有所到，则气到。"气为血之帅，血为气之母，气行则血行，血行则病不生。道引练习时，注意力长时间集中在经络上的某个穴位，会引起生理功能产生一定的变化。注意力可以引起体内气机的变化，这是道引练习具有意识运用，可以疏导经络的重要依据，也是"外导内引"中"内引"的重要手段，即通过意识沿着经络的流动来带动经气的流动，进而带动血液流动，起到疏通经络，活跃气血的作用。这种外在形体牵引的同时，运用意识引导内在气机的技术被称作"导引兼用行气"（详见"外导而内引的特色运动"章节）。道引中意识的运用主要有两种方法，分别是意守穴位和经络循行。

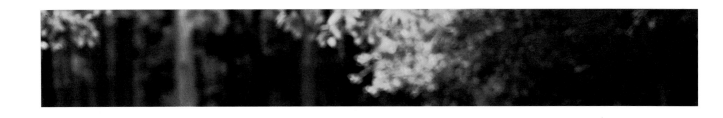

1.意守穴位

《道引·形体牵引篇》通过对形体的牵引练习，已对有形的形体官窍有所感知，而经络、穴位属于无形，因此，往往通过体悟来认识。意守穴位之前先了解穴位的大体位置，然后可以通过按压等方法，对穴位进行刺激，通过酸、麻、胀的体验来确定穴位的位置，最后可以在安静的情况下将注意力集中在该处，感受穴位的变化，一般而言，穴位产生温煦感属于意守准确的表现。

虽不同于针灸疗法，但按摩法中的手指按压属于"以指代针"的方法，行气法中的意守穴位则属于"以意代针"的方法，无论是针、指还是意都要归在经络上，从而起到疏通经络的作用。意守不同的穴位具有不同的作用，道引的部分练习，尤其在精神调养方法中，一般是把注意力集中在肚脐附近。因为肚脐部的腧穴较多，脐部是神阙穴，其下就是阴交、气海、石门、关元、中极等穴位。《难经》指出："诸十二经脉者，皆系于生气之原。所谓生气之原者，谓十二经之根本也，谓肾间动气也。"正是指脐部，意守这个部位可以增强体内正气，提高机体免疫力和抗病能力。

2.经络循行

循行是指意识沿着经络的起止点经过穴位依次流动，形成意识流带动经气运行的方法。感受经络循行时，练习者可以在不同的身体姿势下，依据经络挂图、经络模型等物品来对照自身，用手指着经络的起止点划线，依次经过相关穴位，经过反复练习，可以熟练地认识经络的起止点。在此基础上，练习者可以不再用手指着经络的路线，而是随着外在运动依次意守相关穴位。需要指出的是需要在安静的状态下认识和感受经络，倘若心浮气躁很难对经络有所体悟。

例如本书中的"引肺经""引脾经"两个动作，具有典型的经络循行的特征，即通过外在形体的运动配合意识沿着肺经和脾经循行引导。练习之前，习练者应先熟悉肺经的主要穴位中府、天府、尺泽、少商等，或脾经的大包、周荣、腹哀、三阴交、隐白等主要穴位。在熟悉穴位的位置之后，可以按经络的循行路线依次意守，逐渐提高到意识运用能力。需要强调的是，意识的运用属于道引系列中的中高级方法，需要在理解和感知形体的基本结构、各经络的循行路线和主要穴位的基础上进行练习。

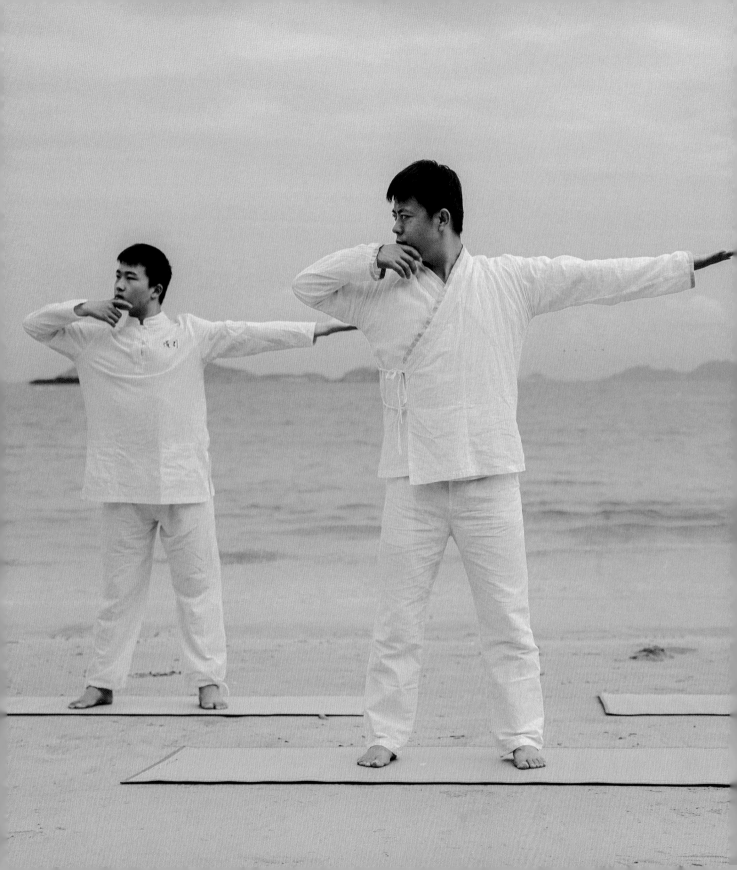

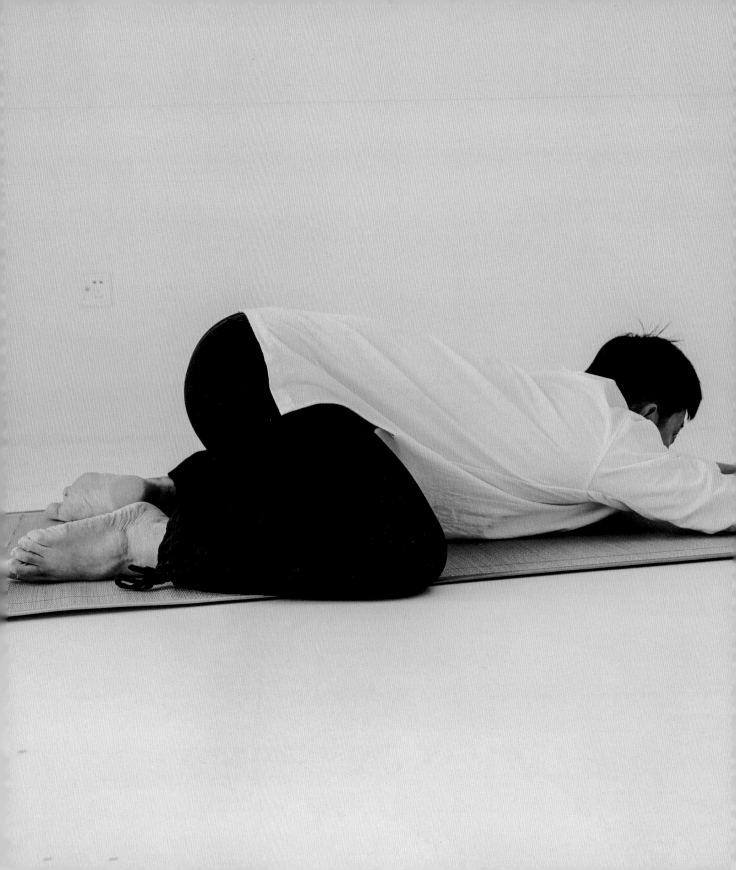

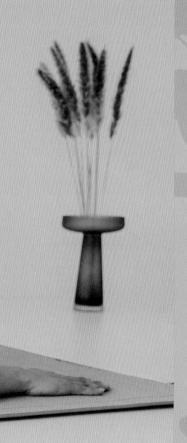

第三章
外导内引的
特色运动

中央者，其地平以湿，天地所以生万物也众，
其民食杂而不劳，故其病多痿厥寒热，其治宜导引按跷。
故导引按跷者，亦从中央出也。

——《黄帝内经·素问·异法方宜论》

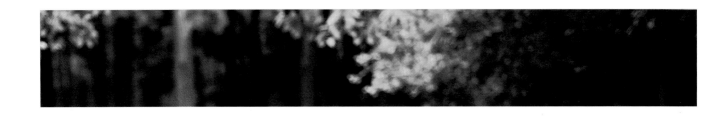

第一节 | 精神调养是生命健康的内因

一、生命健康与精神调养

传统生命理论认为"形""气""神"共同组成完整的生命，三者功能的正常运转是健康的根本。庄子在《达生》里面指出"有生必先无离形"，指出了形体是生命的基础，没有了形体，生命就无从谈起。"气"是生命存在的另一个要素，管子说："气者，身之充也。"认为气是填充在肢体内部的一种物质，气的聚散决定着生死，《枢言》进一步指出："有气则生，无气则死，生者以其气。"指出生命是因为气的存在而存在。

生死决定于气的聚散，什么又决定气的聚散呢？传统生命理论认为是"道"，"道"看不见，摸不着，却可以通过"德"表现出来。"德"即人的自然本性，像孩子那样安宁、活泼、无所束缚、充满生命力。生命的这种本性状态即是"道"，管子也称之为"神"，他指出："神不宁，则气乱精离。"当前，很多人被物所拘，为情所困，丧失自然本性，产生许多精神压力，情志创伤，进而引起众多疾病，所以找回自己的本性，重塑合乎德的天性，是健康的根本。控制情绪，顺其"道"心的调理过程，即为精神调养，养生学称："善养生者，养心。不善养生者，养身。"

传统文化将"神"称为"心"，指"心性""思想""态度""情感"等心理层面的认识范畴，认为"心"在生命健康之中起着重要作用。《心术》指出："心之在体，君之位也……心处其道，九窍循理。"指出人的认识、思想、行为、情感等都要合乎"道"，要客观，要顺应自然，不要偏激，不要自以为是，不要感情用事，只有心做到合乎中道，坚定于中道的时候，才会像《内业》指出的"心全于中，形全于外""定在心中，耳目聪明，四肢坚固，可以为精舍"。如何才能做到合乎"道"，进行精神调养呢？《淮南子》言："故心不忧乐，德之至也；通而不变，静之至也；嗜欲不载，虚之至也；无所好憎，平之至也；不与物散，粹之至也。能此五者，则通于神明；通于神明者，得其内者也。是故以中制外，百事不废，中能得知，则外能收之；中得之则五脏宁，思虑平，筋力劲强，耳目聪明。"

二、气化与升降

《素问·六微旨大论》记载："出入废，则神机化灭；升降息，则气立孤危。故非出入，无以生长壮老已；非升

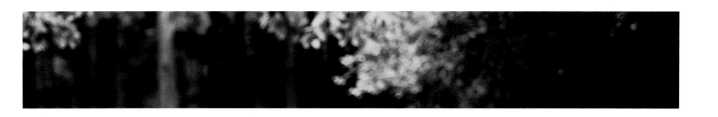

降，则无以生长化收藏。是以升降出入，无器不有。"这里的"出入"指的是人和环境之间的物质交换，物质交换是维持人体生命活动的必要条件。"出"主要是指人体的代谢产物，"入"则主要是指食物、空气、水等物质的摄入。传统生命理论将这种物质称为"五气"和"五味"，如《素问·六节藏象论》记载："天食人以五气，地食人以五味。""五味"和"五气"是人体赖以生存的物质基础，也是人体内部的气化原料。"升降"是指内部气机的气化现象，即人体通过气化现象将营气、卫气、宗气等通过升降的方法输送到全身各处。气化的场所——器是指脏腑，机体正是通过气机的升降，实现生命的生长化收藏。

以上所揭示的"出入"和"升降"现象指人体与外在环境以及人体内部的生命活动现象，其中气的"出入"是升降的基础，没有"出入"，"升降"无从谈起。同时，"升降"是"出入"的保障，只有良好的"升降"功能，才能保障人体与外在环境的物质交换。"升降出入"相互配合，共同维持生命的系统稳态，表现出健康状态。倘若任何一个环节出现了问题，生命的稳态被破坏，则意味着疾病的出现。

三、道引可以加强气化及升降功能

道引在形体运动和呼吸运动之外，还具意识运动特征，在运动的过程中配合意识运动，引导内气的运行，尤其在"努动""拔动""伸动"等过程中，在外部的肢体劲力达到极限之后，要求意识引导内部气机运行，这种外在形体与内在意识同时运动的方法称为"导引兼用行气"。导引兼用行气可以达到"意到气到"的目的，强化内在气机的"升降"功能。

道引以松紧、快慢、动静等阴阳思想为指导原则，通过摇动、转动、扒动等几十种运动方法对身体进行牵拉、按摩、揉按刺激，达到活跃气血、畅通经络的目的。道引练习过程中的腹式呼吸、逆腹式呼吸、闭气等呼吸方法，对"器"——脏腑形成轻柔缓和的按摩刺激，强化体内气机的升降功能。因此，道引练习无论是肢体运动、呼吸运动，还是意识运动，都可以起到活跃气血、畅通气机的作用。

第二节 | 怎么做到"外导内引"

导引兼用行气的练习要注意以下几点。

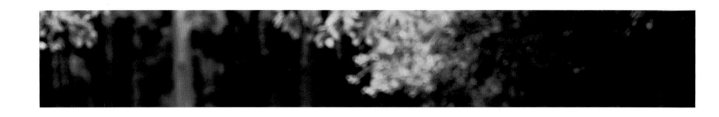

1.对气有所感触

气，有时也写作炁，与现代物理学意义上的气不尽相同。气是中国哲学、道教和中医学中常见的概念，在中医学中，指维持生命活动的基本物质，具有生理功能的某些特征。现代生物学认为气是生命活性三要素（信息、能量、物质流）的统一体。传统哲学认为气是构成宇宙的基本物质。气在宇宙中处于弥漫而剧烈运动的状态。由于细小、弥散，加上不停地运动，难以直接察知，故称"无形"。

气看不见，摸不着，若有若无，但是传统哲学认为人们可以感受到。对气的感触往往可以在体松心静的状态下去感知。自然界的空气、水蒸气、雾气或者是香上的烟气，都和气相接近，若有若无，忽隐忽现。就生命之气而言，可以感受经络和穴位等极其细微的空间组织，倘若注意力集中在特定穴位或经络时，身体产生了热、麻、胀等感觉，说明对气有所感受。

2.对意有所感触

意一开始可以理解为注意力，注意力在哪里、注意力如何变化、注意力的强弱等，都是对意的感触。如看到蓝天白云，注意力就在那里；正坐时关注到肚脐，则注意力放在了那里；关注脚部时，则注意力又放在了脚部。注意力变化无穷，可远可近，可大可小。注意力的强弱也不相同，比如"鹜行气"中，可以用意排便，可大可小，比如"引聋"的操作要求加强意识，这都是运用意识的表现。

需要强调的是导引兼用行气的过程中，意识的运动往往和动作的运动相配合，但是要明确不同的动作用意的要求，有的要求"意强于力"，有的要求"用力不用意"，有的则要求"用意不用力"，如太极拳就是典型的用意不用力的操作。

3.意气要相随

气无处不在，意识也可以无所不在。中医认为意识可以驾驭气的运行。中医学著作《鸡峰普济方》记载："意者气之使，意有所到，则气到。"气为血之帅，血为气之母，气行则血行，血行则病不生。所以，可以通过意识驾驭体内的气机运行，实现畅通经络、活跃气血、引出病邪的目的。也正因为这个道理，《诸病源候论》对导引行气法的解释为："引之者，引此旧身内邪恶伏气，随引而出，故名导引。"

意气相随是指在外在形体运动的过程中，要将注意力放在身体内部，通过意识的运动引导体内气机的运动。比如"鸡伸"动作，在脚跟向前努动的同时，展开膝关节、髋关节，同时用意识引导体内气机从脚跟排出。

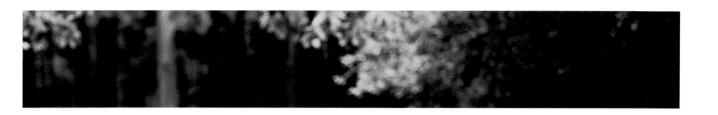

4.要知有去处

　　意识引导体内气机时，注意力经常会中断，或者是不够集中，对体内的结构不够明白。遇到这种情况时，不要迷迷糊糊，散乱无主，以向下为原则，注意力无论是关注在肌肉、骨骼、血管还是神经，都要意识明确，或继续内引，或辗转，或拐弯，最终流动到规定的部位。

　　意识运用主要包括经络内引和气机内引。经络内引是使意识沿着经络的固定通道运动，而气机导引并不一定按照经络顺序，只是将注意力沿体内运行。经络导引时，可以用意识依次关注经络上的穴位，而气机内引需要将意识沿体内肌肉、骨骼、神经、血管运动。无论经络内引还是气机内引，都必须做到"知有去处"，即知道经络或形体的结构和顺序，如上下、前后、左右等，意识需明白所到之处。

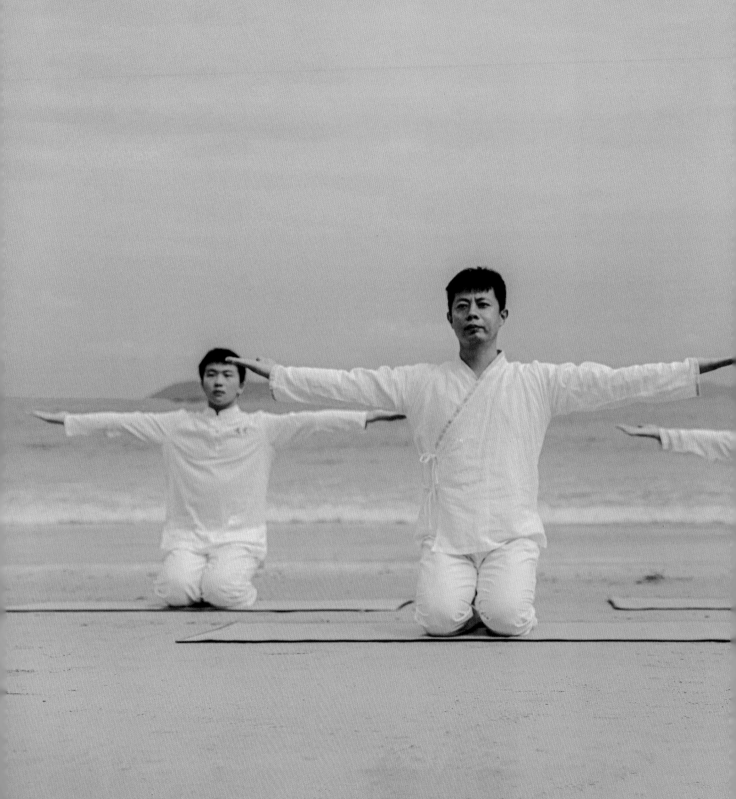

第四章

导引按跷说明

积为导引服药，药不能独治也。

——《黄帝内经·素问·奇病论》

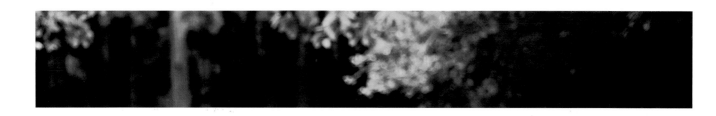

《黄帝内经·素问·异法方宜论》记载："中央者，其地平以湿，天地所以生万物也众。其民食杂而不劳，故其病多痿厥寒热，其治宜导引按跷，故导引按跷者，亦从中央出也。"意思是远古时代，当今河南、山西等平原地带，气候潮湿，物产丰富，人们饮食混杂，但缺少劳动，容易产生四肢肿痛、屈伸不利等形体或气机等各类不适。导引法和按跷方法对于由于湿邪和饮食导致的各类疾患有好的效果，因此，导引和按跷法多产生于中原地带。

需要说明的是导引法和按跷法分属两种调理方法，各自有所侧重，其中导引法多以形体牵引为主，注重肢体的屈伸松紧变化，以及与呼吸吐纳的配合，主要功能在于通利筋骨，舒缓筋脉。按跷法，近代又称按摩，主要以手按或脚踩为主，可以调理分肉及腠理，舒缓形体，也可以疏通经络，激发脏腑功能。如《万寿仙书》记载："按摩法能疏通毛窍，能运旋荣卫。"导引法和按跷法结合起来运用，会起到更好的调理效果。

第一节 | 导引和按跷结合用效果好

1.疏通经络

《黄帝内经》记载："形数惊恐，经络不通，病生于不仁，治之以按摩醪药。"按摩可以通过疏通经络，治疗类似麻木不仁等肢体症状。由于经络具有传递信息、沟通表里的功能，因此通过点按、揉按或掐按足阳明胃经的穴位足三里，会将刺激信息通过胃经的循行路线传递到相关的脏腑上，起到疏通经络、改善脏腑功能的效果。近代医学研究则是从刺激神经末梢，促进血液循环，淋巴循环及加强组织代谢，来提高神经能力或器官功能。

2.调和气血

现代医学研究表明，推拿手法的物理刺激，通过将机械能转化为热能，以提高局部组织的温度，进而促使毛细血管扩张，降低血液黏滞度，降低周围血管阻力，改善血液和淋巴循环，对心血管系统有比较好的保健效果。《医宗金鉴》记载："按摩法：按者，谓以手往下抑之也。摩者，谓徐徐揉摩之也……按其经络，以通郁闭之气；摩其壅聚，以散瘀结之肿，其患可愈。"

3.培补正气

《黄帝内经》记载："正气内存，邪不可干。"正气，类似现代医学讲的免疫力，是人体自身具有的抗病邪能力。

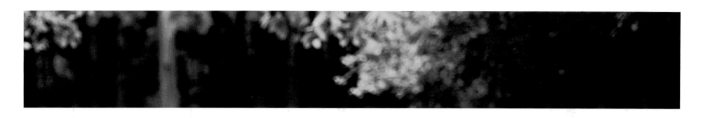

中医认为人体的正气和肺、脾、肾的功能状态有紧密联系。其中，肺主一身之气，脾是气血生化之源，肾藏先天之元气。由于"肺开窍于鼻"的原因，鼻子的吐纳练习（即呼吸锻炼），可以改善"肺主气"的功能，增加体内氧气含量，提高血氧饱和度，提高气机的运行能力，从道引专业称其为"行气"的能力。脾主四肢肌肉，导引按跷的许多方法以四肢运动为主，而四肢肌肉的练习对于改善消化吸收功能、提高免疫力有重要效果。导引按跷对于腰肾的刺激，会激发肾脏功能，提升肾脏纳藏元气的能力。

4.通利筋脉

筋脉分别指筋和脉，都属于形体范畴，其中"肝主筋""心主血脉"。筋多位于骨以外，肉以内，俗语"打断骨头连着筋"就是这个意思。中医认为："诸筋者，皆属于节。"意思是关节是聚集筋最多的部位，尤其在膝关节处筋汇聚最多，所以有"膝为筋之府"的说法。导引按跷尤其以运动关节为主，因此对筋脉的调理效果最好。这也是华佗强调"引挽腰体，动诸关节，以求难老"的原因。脉主要指现代医学讲的血管，导引运动过程中，一方面牵引、揉按、刺激血脉，另一方面改善血液循环，从多个方面来提高心脏功能，增加血管弹性。

5.缓解压力

如上面所讲，由于导引按跷对筋脉有非常好的调理效果，因而会提高"肝主疏泄"的能力，由于"肝主情志"，进而可以改善情志，对于各种压力造成的精神紧张、焦虑等有比较好的调理效果。众多的道引习练者在课后普遍反映有种身体轻快、内心愉悦的体验，应该是和这个道理有关。

第二节 ｜ 按跷有哪些常用手法

按跷法是用手或脚作用在身体的某个部位、经络或穴位上，通过对该部位、经络或穴位的刺激，起到疏通经络、调和气血以及改善脏腑功能的效果。按跷法类似于推拿，不同的是推拿是对他人实施手法和技术，而按跷法是对自己实施手法和技术，练习者对按跷法要有"自我推拿"的理解，如此更能深层认识按跷的本质。鉴于篇幅所限，本书只介绍与穴位按跷有关的手法。

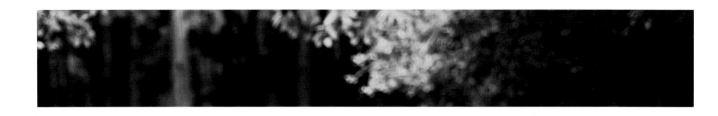

1.点按法

操作：

运用拇指、食指或中指贴于穴位上，向内微微运动后放松返回，反复刺激。

要领：

① 按压方向要垂直向内。

② 用力要由轻到重，缓慢持续，使点按穴位有劲力渗透感。

③ 穴位产生酸胀、微痛、震颤等不同感觉后，要稍微停顿。

④ 点按刺激后，慢慢返回，不要只关注点按，点按和回收同样重要，注意一推一回为一次。

⑤ 点按法多作用于头部、胸部、四肢等穴位。

功能：

开通闭塞，活血止痛，调整脏腑功能。

2.揉按法

操作：

运用拇指、食指或中指贴于穴位上，沿顺时针或逆时针方向微微运动，并向内逐渐加力后放松返回的刺激手法。

要领：

① 揉按时要贴住穴位，不要偏离。

② 顺时针或逆时针揉按的同时，注意向内逐渐加力。

③ 穴位产生酸胀、微痛、震颤等不同感觉，要稍微停顿。

④ 揉按刺激后慢慢返回，不要只关注揉按，揉按和回收同样重要，注意一推一回为一次。

⑤ 揉按法多作用于头部、胸部、四肢等穴位。

功能：

濡养气血，开通闭塞，活血止痛，消肿散结，调整脏腑功能。

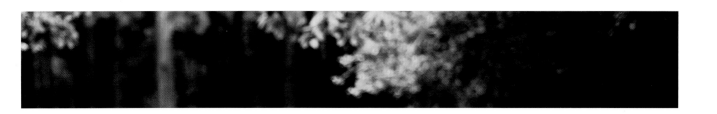

3.摩按法

操作：

运用手掌、大鱼际或小鱼际附着在穴位所在经络上，进行直线或圆圈的快速或匀速运动，其作用力相对较小。

要领：

① 两手可以同步摩按身体两侧经络穴位，也可以分别摩按。

② 背部、腰部、腿部、四肢部经络穴位多以直线快速摩按为主，腹部多以圆圈匀速摩运为主。

③ 摩按时，力度不可过大，多以皮肤微红为宜。

④ 摩按法多用于四肢、腹部、腰部穴位。

功能：

益气养血，活血通络，消肿止痛，祛风除湿，温经散寒。

4.推按法

操作：

运用手指、手掌等部位贴于穴位上，进行向前、向后、向左、向右等不同方向由轻到重的推动。

要领：

① 以手指、手掌等能够持续发力为原则，保持推按穴位的准确。

② 任意方向的推按，应当配合适当向内的点按法，如此对穴位的刺激更加有效。

③ 推按时，穴位产生酸胀、微痛、震颤等不同感觉，要稍微停顿。

④ 推按刺激后慢慢返回，不要只关注推按，推按和回收同样重要，注意一推一回为一次。

⑤ 推按法多用于四肢、腹部、腰部穴位。

功能：

消积导滞，解痉镇痛，消瘀散结，通经活络。

5.掐按法

操作：

运用拇指、食指指甲贴于穴位上，进行由轻及重的掐动。

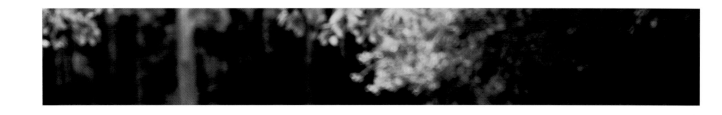

要领:

① 掐按时用力要由轻到重，缓慢持续，使穴位有劲力渗透感。

② 穴位产生酸胀、微痛、震颤等不同感觉后，要稍微停顿。

③ 掐按刺激后慢慢返回，不要只关注掐按，掐按和回收同样重要，注意一掐一回为一次。

④ 掐按法多作用于四肢部位的穴位。

第三节 | 导引按跷的用力原则

1.渐进

导引法与按跷法的练习都是"力气活"，都需用力，或者用力配合呼吸。无论用力还是配合呼吸，两者都不可以用机械性的爆发力，而是慢慢地、持续地加力，逐渐到达极限。否则可能会造成拉伤、抽筋等诸多损伤。要学会在导引法的练习过程中，逐渐地感受用力的方法，并且将发力方法迁移到穴位按跷中。

2.可控

无论是形体的导引练习还是穴位的按跷练习，练习者需要随时明了所用劲力或呼吸的强度，并依此做出适当的变化，让劲力或呼吸吐纳始终在自己的控制范围之内。例如：练习过程中，感觉劲力过于空洞，毫无体验时，可以适当地加力；若感觉力度过大，造成局部酸胀、麻痛时，可以适度地减轻力度。增加或降低劲力需要依据自身的身体状态，随时做出调整，让劲力或呼吸在自己的控制范围之内。

3.专注

形体导引练习或穴位按跷过程中，需要时刻将注意力放在练习方法的过程中，并且感知身体的运动变化，或穴位刺激产生的各种体验。专注不只是专注在练习方法上，同时要专注在精神意识上，要时刻保持精神放松、意识饱满的状态，对自己的练习方法时刻进行检验，对练习时的变化明了于心。

4.呼吸

本书中的许多方法要求动作与呼吸相配合：对于明确指出的方法，需要按照要求练习；对于没有强调呼吸的方法，只需要自然呼吸即可，不要刻意。在穴位按摩时，有时会自然地加深呼吸，这都是良好的反应。

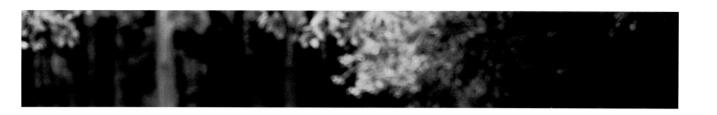

5.变化

道引方法针对调理的某个部位在劲力的牵拉或努动下，该部位肌肉、骨骼、关节、气血津液等都会发生变化。切记"没有形体部位的变化，便没有该部位的健康变化"。道引的每一个方法都会通过用力促使形体部位的气血流通，筋脉缓和。例如，捉颏方法，变化在颈项；大形方法，变化在肩、周、髋、膝；四周方法，变化在两臂和两肋。在穴位按跷时也需要注意劲力变化，例如对某个穴位的刺激要依据身心反应，做出"轻重缓急"的变化。从某些角度来讲，形体导引或是穴位按跷中的形体或穴位的松紧变化，比用蛮力或用不上力更重要。例如按胁这个方法，大多数练习者在开始时都过度用左手按压右胁，或者发不上力，没有领会放松状态下，通过左手按压，使右胁部自然地产生松紧变化。

第四节 ｜ 穴位按跷的过程和要点

1.选穴

练习者可以依据个人健身养生爱好，或者康复需求，选择适合自己的一个或多个穴位。例如改善视力效果的承泣穴、睛明穴、攒竹穴等；调理肠胃功能的足三里穴、三阴交穴、曲池穴等；减缓压力的太冲穴、内关穴、太阳穴等。练习者选穴不一定要多，要尽可能准确，尽量在辨别症状之后，合理选穴。

2.姿势

无论选取哪种姿势，穴位按摩时都要以穴位或经络的放松，以及两手更容易发力为原则，这样才会起到更好的调理效果。例如箕坐姿势下刺激足三里、三阴交、涌泉等穴位会更容易使出劲力；偃卧姿势下刺激关元穴、中脘穴、大横穴等会更舒适；站立姿势下对肾俞穴、命门穴、章门穴等更容易有效刺激。

3.搭手摸穴

少林点穴法有句谚语："点穴容易，识穴难。"意思是穴位的精准选取是很困难的，习练者尽量避免"大概是""差不多""好像是"这类的模糊认识，需要很准确地找到穴位，如此才能起到效果。本书中引用的穴位是依据《针灸大成》中穴位选取办法，便于读者简易取穴。本着"知穴位，明经络"的原则，读者需明白所选穴位的归属经络。

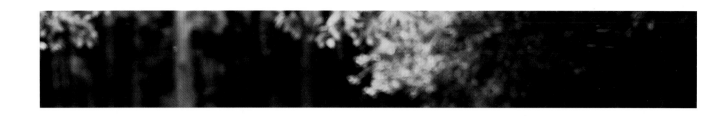

对于定位穴位，练习者可以采用搭手摸穴的方法来操作，具体如下：在确定穴位的大致位置后，需要将手指轻轻搭在穴位的大体位置上，之后专注精神，以指腹向内轻微用力，逐渐移动，摸索及感受穴位，确定穴位处具有的4种常见标志：一是穴位藏于凹陷处，例如太溪穴位于足内踝尖向后的凹陷处，昆仑穴位于足外踝后根骨上的凹陷内；二是穴位位于缝隙中，例如列缺穴位于两筋骨之间缝隙中，尺泽穴位于大筋外侧的筋骨缝隙中；三是穴位位于隆起处，例如外踝尖穴位于外踝的隆起处，攒竹穴位于眉毛内侧隆起处；四是穴位位于动脉搏动处，例如人迎穴位于喉结外侧动脉搏动处，冲阳穴位于足背动脉搏动处。在摸到相关标志后，再以手指用点按法轻微用力，若按压处有酸胀感、麻木感、震颤感、微痛感，算作定位准确。

4.施法

手指定位准确后，练习者可以依据舒适度以及便于劲力发挥，运用点按、揉按、摩按、推按等方法进行操作。技术方法实施的过程中，可以用计时和计次两种手段，确定点按的时长。计时法，不计次数，只需看好时间，左、右穴位刺激同样时间即可。计次则需要记清楚左侧刺激多少次，右侧同样刺激多少次。无论计时还是计次，指腹都尽量不要离开穴位，另外，计次法需要注意按压及返回后计为1次。

练习者在技术方法实施过程中，可以根据自身的身体变化，按照轻重缓急的方法对穴位刺激做出变化，例如刺激3分钟左右，若身心不能有明显变化，需要确认穴位是否选准，或者刺激的力度适当加大；若身体酸痛感加重，可以适度减轻力度。若手指酸痛或感觉劲力不足，可以换手，也可以用另一只手配合加力。

5.放松

穴位刺激之后，可以通过散步、简单的道引练习来活动筋骨，柔和筋脉，使按跷效果得到更好的发挥。

第五节 | 穴位按跷的各类反应

无论基于养生还是治病需要等进行的穴位调理，在精准选取穴位之后，用适当的手法进行按摩调理时，会出现很多按摩反应，有良性反应，也有不良反应，练习者需要仔细体会，认真辨别，并以此对按摩时的劲力、手法、呼吸运用等做出变化。现将常见的良性反应或不良反应分别做出说明。

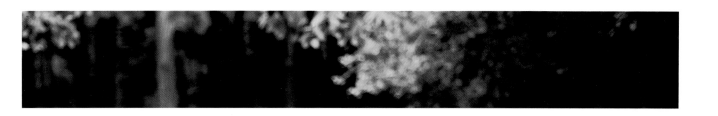

一、良性反应

1.酸麻胀或轻微疼痛

《针灸大成》中"南丰李氏补泻"篇章有"以骨侧陷处按之酸麻者为真"的记载，指出穴位按压时出现酸麻现象，并且将此感受作为选穴精准的标准。酸麻胀或轻微疼痛的体验是按摩的常见良性反应。例如点按或揉按足三里、合谷、曲池等穴位时，大多会出现酸麻胀或轻微疼痛的反应。

2.穴位处有按摩痕迹

对于运用掐按或掐揉法刺激的某些穴位，尤其是四肢末端的穴位，往往会出现掐痕或微微红润，这是正常的反应。由于部分穴位用指腹不易刺激，需要用指甲进行掐按，在持续的劲力刺激下，穴位处必然会出现掐痕，不必处理，掐痕会很快消失。

3.出现动脉应手或脉动加强现象

在按摩穴位的时候，细心体会时会发现，按摩过程中，手会触摸到动脉搏动，或动脉搏动变得比较强劲。例如在刺激足部的太冲、涌泉、中封、商丘等穴位时，在按摩过程中穴位处或足跗阳脉触摸上去感觉到出现脉动，或脉动加强，这也是按摩过程中出现的良性反应。

4.经络循行现象

经络循行现象的意思是运用点按、揉按或掐按等不同手法刺激某个穴位时，往往在经络的循行部位上出现诸多反应，例如在刺激合谷穴时，面部或牙齿会出现痒、肌肉跳动或舒适感等；刺激足三里时，肚腹皮肤上可能会有痒感、肌肉跳动感；刺激三阴交时，大腿内侧可能会有痒感或"蚁行感"。

5.口内生津或打嗝放屁

在选穴、用穴熟练之后，专注于穴位调理的过程中，可能会出现舌下生津或打嗝放屁的现象，这也是脏腑功能改善的表现，是按摩出现的良性反应。一般来讲舌下生津增多是脾脏及肾脏功能改善的标志，打嗝放屁属于胃腑功能增强的表现。

6.发热出汗

在按摩的过程中，尤其按摩的局部会出现温热感，例如足部穴位按摩30分钟左右，足部会变得温暖，皮肤变

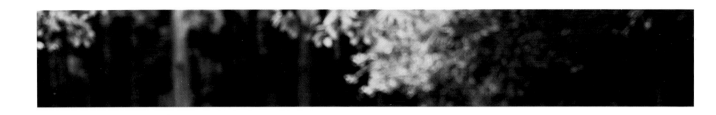

得光滑，倘若配合导引的不同动作时，整个身体可能会微微透汗，身体感觉轻快，这也是按摩过程中出现的良性反应。

7.不自主地出现吸气或呼气加深

在按摩的过程中，尤其对某个穴位适度加力时，可能会出现不自主地吸气或呼气量加大，或者吸气或呼气时刺激的穴位往往出现更强烈的反应，这也是按摩时出现的良性反应。

8.病灶部位欲似加重

对于存在某些疾患的人群，穴位运用准确的话，脏腑功能得到改善，经络开始疏通，气机运行变得顺畅，造成气机向病灶部位流通，病灶部位可能会出现欲似加重的现象，中医称之为"气冲病灶"。除了按压穴位出现常见的酸麻痛痒以外，可能出现头晕、头痛、恶心、呕吐、吐浓痰、流鼻涕、痛感加强等众多症状。练习者需要依据身心其余变化，综合判断是否是出现的良性反应，并且通过对病灶部位的轻度揉按、拍打、导引等其他方法来疏通筋脉，流通气血。

二、不良反应

1.重度青瘀

穴位刺激时，倘若不能遵循用力的原则，而是过度地使用爆发力、机械力、僵力、蛮力等可能会导致身体部位的挫伤、瘀血、肿胀等现象，且久久不能消除，则可以视为按摩中的不良反应。

2.症状加剧

由于在穴位治疗过程中，需要本着"虚实补泻""辨证施穴"的原则，因此在日常养生保健过程中，倘若没有专业的基础知识，而是逆于"虚则补之，实则泻之"的原则，可能会导致症状加剧。例如虚弱的人调理，应该多用轻手法，以补为主；强壮及精力过盛的人，应该多用重手法，以泻为主。倘若不能遵循"阴阳平衡"的原则，可能会导致症状加剧，练习者应认真辨别，仔细体会。

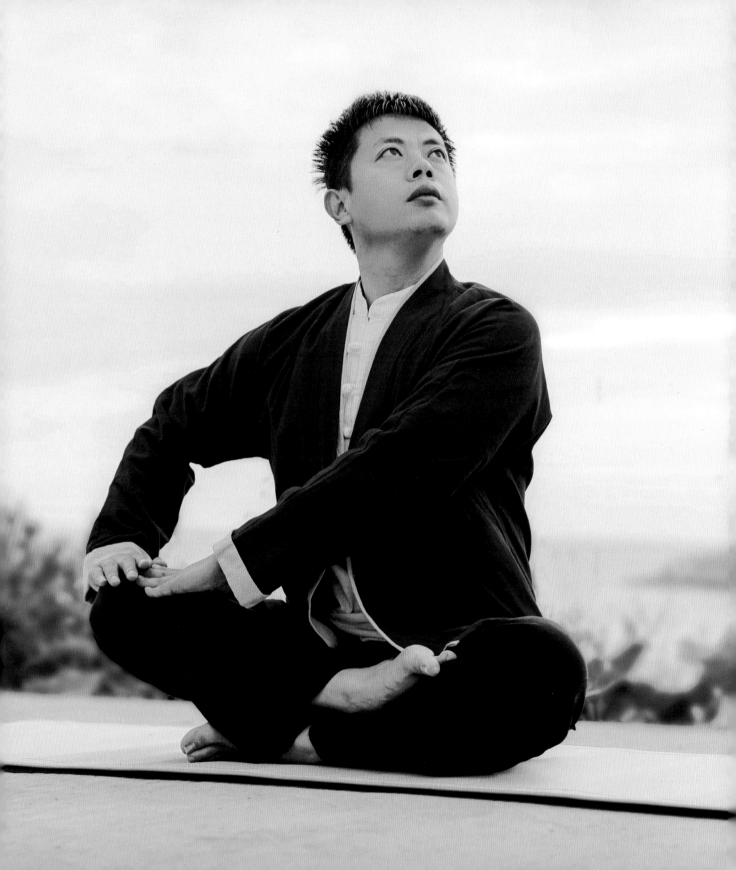

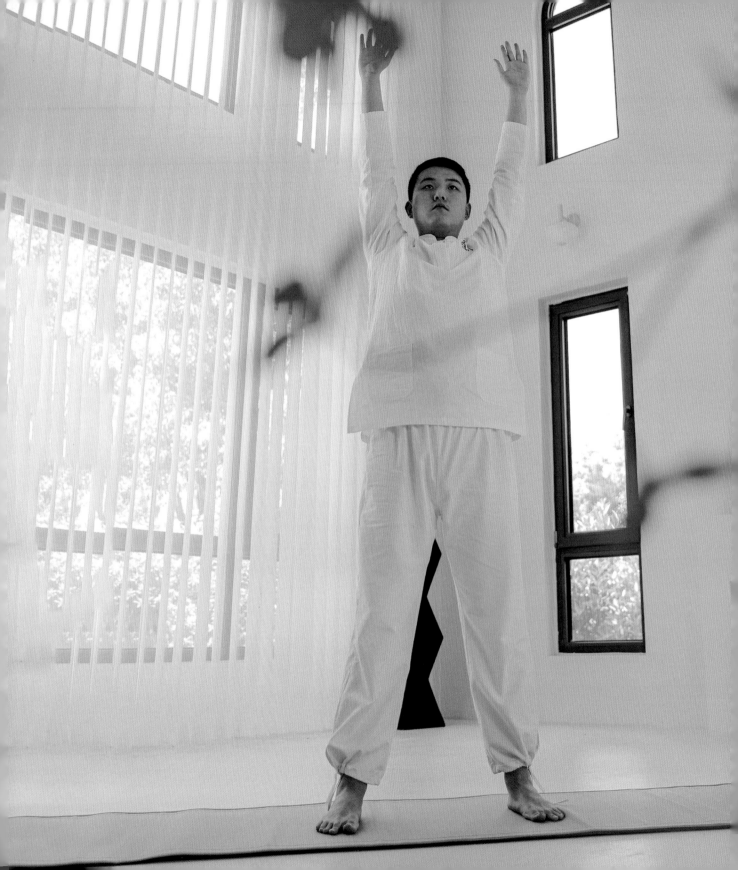

第五章

健康金手段

是可积为导引，使气流行久，以药攻内消瘀稿则可矣。
若独凭其药，而不积为导引，则药亦不能独治之也。

——唐·王冰《重广补注黄帝内经素问》

第一节 | 骨骼、肌肉、皮肤练习

虾行气

难度指数：☆☆
强度指数：★★★

| 锻炼效果 |

❶ 提高神经系统的灵活性和敏感性，防治肢体麻木、不觉痛痒等症状。

❷ 温和臀部气血，防治臀部疼痛，提高下肢运动能力。

❸ 促进全身气血运行，增强体质，缓解疲劳。

| 功能道理 |

　　臀部的左右振动和脚跟的蹬踹以运动腰脚为主，由于"肾主腰脚"的原因，该动作可以调动元气，激发肾气，对由于肾气不足造成的四肢无力起到调理效果；臀部的左右振动可以通利关节，流通血脉，闭气可以进一步加强气血运行能力，强化动作的练习效果。

| 跟我来练习 | 练习姿势：偃卧

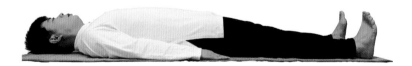

❶ 调节形体放松，自然平躺在席面。

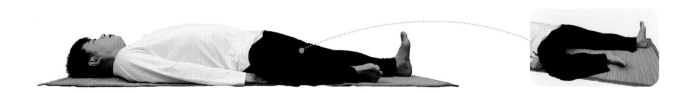

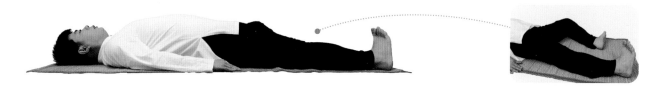

❷ 自然闭气，臀部向左尽力急速振动，左脚后跟向下急速蹬出，右脚顺势返回。稍停后，臀部再向右尽力急速振动，右脚后跟向下急速蹬出，左脚顺势返回。

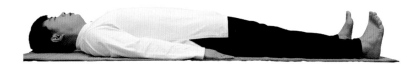

❸ 保持闭气，臀部继续左右振动，待略感疲倦，停止左右振动，自然放松，待气息平和。

❹ 适度休息后，继续重复步骤2和3的练习3~9次。

| 温馨提示 |

　　虾在跳动时，以臀部的快速振动为主，该动作模仿虾蹦跳的动作，生活中可以观察和模仿虾的蹦跳，并且将运动方法迁移到日常运动练习中。

| 指针按摩 |

穴　　位：阳陵泉穴。

功　　能：疏肝理气，补益肾气，防治头痛、耳鸣、胆结石、膝肿痛、腰扭伤、腿抽筋、坐骨神经痛、白癜风、乳房胀痛。

快速取穴：蹲坐姿势取穴，膝外下方，腓骨小头前下方凹陷处。

按 摩 法：箕坐或坐在椅子上，两手拇指同时点按或揉动阳陵泉穴5分钟左右，以穴位酸胀或向胁肋放射效果最佳。若手上无力，可两手拇指叠按加力，先按摩左侧阳陵泉穴，后按右侧阳陵泉穴，手法、劲力、时间相同。

◎ 千年道引

　　极力左右振两臀，不息，九通，愈臀痛，劳倦，风气不随。振两臀者，更互蹍踏，犹言蹍。九通中间，僵伏皆为之，名虾蟇行气。不已，愈臀痛，劳倦，风气不随，久行，不觉痛痒，作种种形状。——《巢氏病源候论·风身体手足不随候》(据天圣四年宋版校字断句)

◎ 中医怎么说

　　"振两臀者……作种种形状"这段话是对"极力左右振两臀……风气不随"这句话的进一步说明，指明了该动作练习的具体细节。"更互蹍踏"是指两脚后跟交替向下快速蹬踹。该动作的难点在于对"不息"（闭气）时机的把握，练习过程中要始终以动作练习为主，在振动臀部的同时自然闭气。相对于僵卧姿势，"僵伏"是自由和放松的自然仰卧，同时便于动作的进行。"作种种形状"是指动作练习的功能可以改善关节功能，提高柔韧性，使形体能够做出多种姿势。

足指

难度指数：☆ ☆ ☆

强度指数：★ ★ ★

难点在于注意力放于两脚趾

锻炼效果

❶ 改善髋关节、膝关节、踝关节的灵活性。

❷ 改善肾脏功能，调理脾胃，改善消化吸收功能。

❸ 防治骨痛，对胫骨寒凉有较好调理效果。

功能道理

　　两脚的尽力外展可以刺激身体远端神经、肌肉、筋脉，对于改善两脚的灵活性、踝关节的柔韧性、梳理小腿筋脉都有一定的效果；两脚外展的同时，配合吸气，促使体内气机向脚底、脚趾等部位运行，具有行气活血的功能；动作配合呼吸练习，可以起到补肾温阳的功效，由于"肾主腿脚"的原因，该动作对两胫寒凉及腿骨疼痛也有一定效果。

跟我来练习 | 练习姿势：偃卧

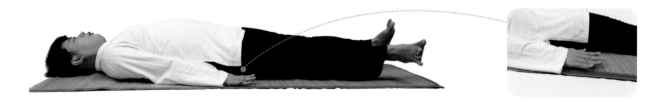

❶ 两脚趾展开，两脚向右转动，两脚趾指向右侧，同时，两手在身体两侧伸直，随着运动的进行，自然吸气。

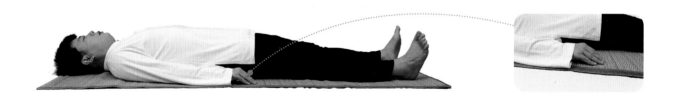

❷ 两脚返回，两手放松。随着两脚和两手的返回，自然呼气。一吸一呼为1次，重复5~7次。

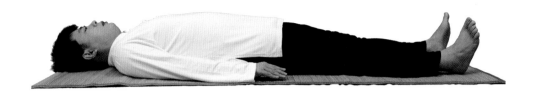

❸ 两小腿外展，两脚向左转动，两脚趾指向左侧，同时，两手在身体两侧伸直，随着运动的进行，自然吸气。

❹ 两小腿、两脚、两手返回，自然呼气。一吸一呼为1次，重复5~7次。

| 温馨提示 |

　　两脚趾向左右外展以及两手伸直的动作要自然连贯，劲力饱满，动作带动吸气，以动作练习为主。

| 指针按摩 |

穴　　位：太冲穴。

功　　能：疏肝理气，祛风除湿，清热消肿，防治头痛、月经不调、痛经、胆囊炎、胆结石。

快速取穴：足背，沿第一、二趾间横纹向足背上推，可感到有一凹陷处即是，轻触可感到动脉应手。

按 摩 法：箕坐姿势，两手食指绷紧，同时点按两侧太冲穴5分钟左右。要求点按时，以该部位酸胀为宜。或先左再右，方法、劲力、时间相同。

太冲穴

◎ 千年道引

　　偃卧，展两足趾右向，直两手身旁，鼻内气，七息，除骨痛。偃卧，展两胫，两足趾左向，直两手身旁，鼻内气，七息，除死肌及胫寒。——《巢氏病源候论·虚劳病诸候》（据天圣四年宋版校字断句）

◎ 中医怎么说

　　"展两足趾右向"是指两足趾展开向右方指出，需要强调的是运动过程中，注意力应当集中在两脚趾上，这也是该动作的难点。"直两手身旁"是指两手在自然弯曲的状态下，有意识地伸直绷紧，练习中手腕以下都应当有意识地伸直。"鼻内气"是指在动作过程中，用鼻子自然吸气。不同于脚趾的右方转动，向左指向时，同时配合"展两胫"，即两小腿配合展开。动作配合呼吸练习，对流通血脉、温和气血、激发脏腑功能均有一定效果。

柱趾

难度指数：☆☆☆
强度指数：★★★

锻炼效果

❶ 改提高髋关节和踝关节的灵活性。

❷ 改善胫骨、脚部的微循环，温和血脉，防治胫骨寒冷。

功能道理

　　两小腿外展，两脚趾互相抵住，可以加强下肢的控制能力，同时可以牵拉髋关节、踝关节等部位，改善其柔韧性和灵活性；两脚五趾用力互相抵住，可以刺激远端关节、神经等组织，同时温和小腿部的气血，对促进小腿部的气血运行有一定效果，可改善小腿肌肉或骨骼的寒凉症状。

跟我来练习 | 练习姿势：仰卧

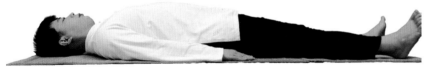

❶ 成自然仰卧姿势，两脚分开与肩宽，向外八字展开，全身放松。

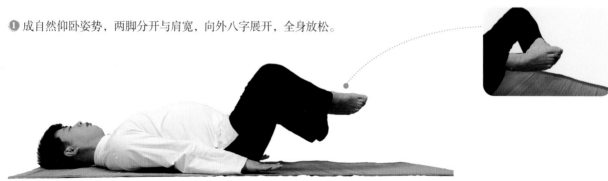

❷ 两小腿向外展开，两脚趾用力相互抵住，同时，两手自然伸展。随着运动的进行，自然吸气。

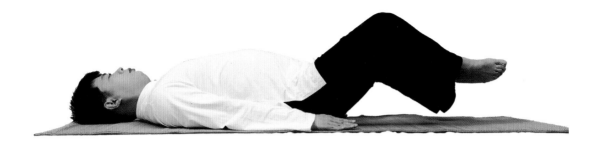

③ 两腿返回，同时前伸，两手放松。随着运动的放松回收，自然呼气。一吸一呼为1次，重复5~7次。

｜温馨提示｜

不同于偃卧姿势，仰卧姿势时，形体和精神相对更加放松和自由，请注意偃卧与仰卧的区别。

｜指针按摩｜

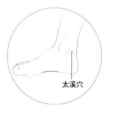
太溪穴

穴　　位：太溪穴。

功　　能：清肝息风，温肾助阳，养心安神，主治遗精、阳痿、月经不调、不孕、失眠、耳鸣、哮喘、腰痛、心脏病。

快速取穴：由足内踝尖向后推按至与跟腱之间的凹陷处。

按摩法：箕坐，两手拇指同时点按或揉动太溪穴14~49次，以穴位酸胀为佳。若手上无力，可先按摩左侧太溪，后按右侧太溪，手法、劲力、时间相同。

◎ 千年道引

卧，展两胫，足十趾相柱，伸两手身旁，鼻内气，七息，除两胫冷，腿骨中痛。——《巢氏病源候论·虚劳病诸候》(据天圣四年宋版校字断句)

◎ 中医怎么说

该动作以运动两小腿和两脚趾为主，偃卧姿势略显拘谨，不利于下肢的运动，应当采用自然仰卧姿势。"展两胫"的目的在于"足十趾相柱"，因此，两小腿展开时，要为两脚趾的相互抵住做好准备，脚趾相互抵住时需要用力向内挤压，充分调动两脚和小腿部的肌肉和筋脉。在两腿展开、两脚相抵住的同时，两手在身旁向下伸，与两脚的运动相协调。做该动作的同时，"鼻内气"，即用鼻子自然吸气，一吸一呼为1次，练习7次。

龙行气

难度指数：☆☆
强度指数：★★

| 锻炼效果 |

活血行气，疏通经络，对风邪造成的皮肤瘙痒等有较好的防治效果。

| 功能道理 |

站立姿势下，低头向下看，安心宁神，能促使气机下行，起到行气活血的作用，闭气的目的在于加强气机的运行能力；低头向下注视，通过注意力转移到外在景物之中，主动进行心理调节，对于平复精神、安心宁神有一定效果。

| 跟我来练习 | 练习姿势：站立

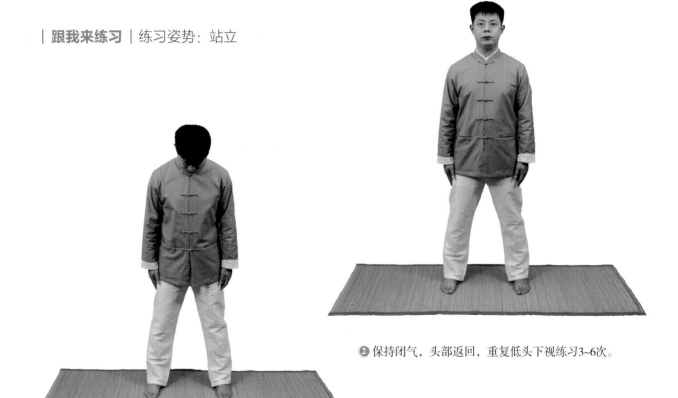

❷ 保持闭气，头部返回，重复低头下视练习3~6次。

❶ 形体放松，低头，闭气，注视地面。

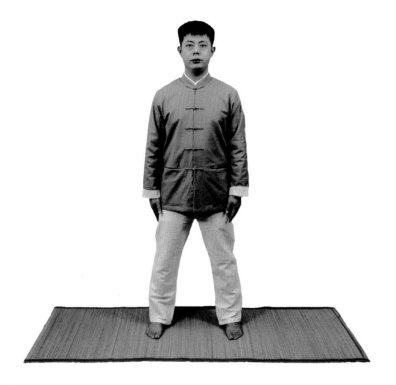

❸ 头部转正，调节呼吸平稳，可继续练习3~6组。

| 温馨提示 |

　　低头向下注视地面，顿觉地面景物渺小，而自己尤显高大，犹如龙在天上注视人间，有龙的感觉和体验。

| 指针按摩 |

穴　　位：期门穴。

功　　能：宽胸理气，行气止痛，降逆止呕，主治胸胁痛、呕吐、乳房胀痛、情志抑郁。

快速取穴：站立姿势取穴，乳头垂直向下推两个肋间隙，按压有酸胀感处即是。

按 摩 法：站立姿势，以两手大鱼际处同时上下擦摩两侧期门穴5分钟左右，以期门穴温热为宜，注意擦摩时劲力要向穴位渗透。

◎ 千年道引

　　龙行气，低头下视，不息十二通，愈风疥、恶疮，热不能入。——《巢氏病源候论·疥病诸候》（据天圣四年宋版校字断句）

◎ 中医怎么说

　　"龙行气"模仿龙的运动，龙在天上向下看，如同人在地上向下看，所以称为龙行气。"低头"即是头向下稍用力牵引，"下视"可以将注意力转移到外物，以一念代万念，排除诸多杂念，有利于平复精神，宁静心神。需要强调的是，低头的同时闭气，不强调吸气后闭气或呼气后闭气，而应当以动作为主，运动同时自然闭气。另外，闭气不必到极限，稍作停留即可。

第二节 | 脊背练习

顿足

难度指数：☆☆
强度指数：★★

| 锻炼效果 |

❶ 宣动荣卫，调和气血平衡，改善微循环。
❷ 培补正气，防治肩背部紧张、僵硬、闷胀、疼痛等症状。

| 功能道理 |

依据中医气象定位中"左肝右肺"的理论，左侧肝气主生发，右侧肺气主肃降。振动左脚，举左手可以生发肝气，畅通气机；以鼻吸气可以起到培补正气的作用，同时左手上举牵拉肝脾等经脉循行部位组织，畅通经络，疏通气血，对关节不利、身热背痛起到调理效果。

| 跟我来练习 | 练习姿势：站立

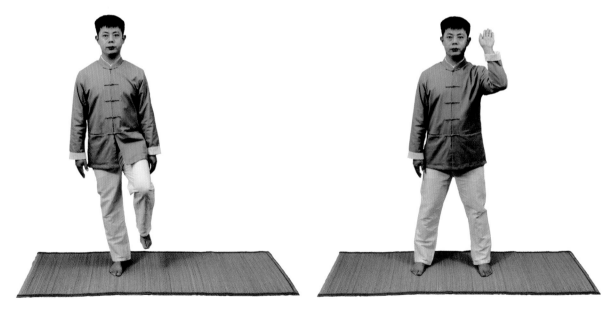

❶ 重心移到右腿，左脚提起，向席面用力震脚，左手仰起到头面位置。（注意事项：左脚向下震地，不是简单的跺脚，而是将整个身体的重量踩踏到左脚上，同时避免身体歪斜。）

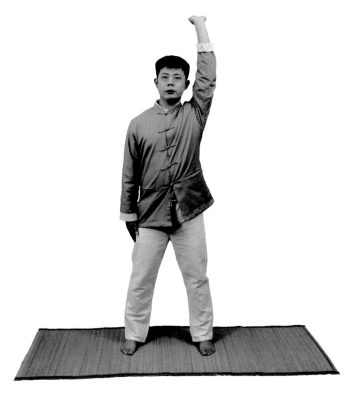

| 温馨提示 |

　　陈式太极拳的"金刚捣碓"一式在最后震脚时与该动作的震脚要领极为相似，可以相互参照。另外，由于震脚时对脚部刺激较为强烈，建议穿平底鞋，在松软的草地上或土地上练习，不要在水泥地等坚硬的地面上练习。

❷ 吸气，左手尽力上举。

❸ 呼气，左手放松下落。一吸一呼为1次，重复10~30次。

| 指针按摩 |

穴　　位：照海穴。

功　　能：温经散寒，养心安神，主治心悲不乐、四肢懈怠、月经不调、小腹痛等。

快速取穴：内踝尖下四分凹陷，前后有筋，上有踝骨，下有软骨，其穴居中。

按 摩 法：箕坐姿势，以两手拇指用掐按、揉按、点按结合的方法，同时刺激两侧照海穴5分钟左右，或先左侧，再右侧各刺激5分钟左右，手法、劲力、时间相同。

◎ 千年道引

　　举左手，顿左足，仰掌，鼻内气四十息之，除身热背痛。——《巢氏病源候论·伤寒病诸候》（据天圣四年宋版校字断句）

◎ 中医怎么说

　　"举左手"即左手上举，举左手要从头面部向上有足够的运动空间感觉，"仰掌"是对举手时手型的进一步描述，旨在掌心向上。"顿"有震动之意，要快速，有力，且富有弹性。"鼻内气"是指动作同时配合吸气，需要注意的是以动作为主，动作自然带动吸气。部分背部有紧缩、僵硬、习惯性疼痛的练习者反映，在练习该动作时，背部时常会出现酸胀、闷痛现象，但随后会感觉轻松，原有不适症状减轻或消失。

调脊椎

难度指数：☆☆☆
强度指数：★★★★
难点在于低头时，调理身体和脊柱

| 锻炼效果 |

❶ 改善腰背柔韧性，调和腰背气血，防治腰背肌肉僵硬、老化、酸胀、闷痛症状。

❷ 畅通督脉，改善发质，保持头发青黑、柔润、滑泽、防治白发。

| 功能道理 |

中医理论指出："肾主骨，生髓，其华在发。"肾气足，则血气盛。该动作通过对腰部的运动刺激，起到生发肾气的作用；头部向下弯曲牵引，同时调整躯干和脊背，可以依次牵拉颈椎、胸椎、腰椎等各椎骨，起到畅通督脉、通利气血的效果。肾气的充盈与督脉的畅通，可以益精生髓，改善发质。

| 跟我来练习 | 练习姿势：箕坐

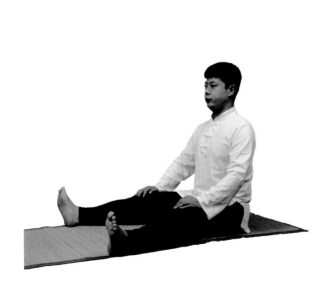

❶ 成箕坐姿势后，两脚分开30厘米左右距离，向上放松竖直，调理形体放松。

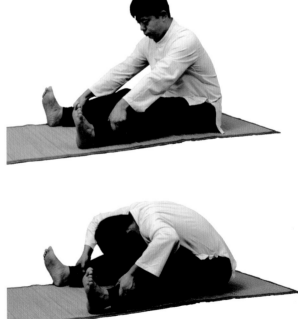

❷ 两手用力掐握住两胫骨。

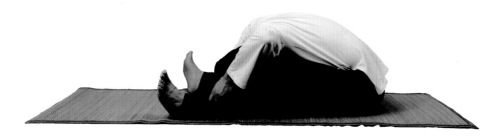

❸ 两手掐握住两胫骨，保持用力掐握，向下慢慢低头，逐渐到极限。在低头过程中调理躯干和脊柱。（要点提示：调理身体和脊柱时，要对"身"和"脊"有所体悟，可以左右、上下、前后运动调理，不拘一格，以牵拉放松身体和脊柱各个部位为标准。）

❹ 两手放松，返回至两膝，头部抬起，身体转正。一下一上为1次，重复6~12次。

｜ 温馨提示 ｜

两手掐握小腿骨的劲力越大，低头的劲力也越大，两者存在同步性。另外，注意在掐握和低头的同时，调节身体和脊背。

｜ 指针按摩 ｜

穴　　　　位：太阳穴。

功　　　　能：主治失眠、健忘、偏头痛、目赤肿痛、三叉神经痛、面瘫。

快 速 取 穴：在眉后的凹陷处。

体位及按摩法：箕坐姿势，拇指或食指用轻重变化的力度同时点按、揉按或推按穴位5分钟左右，以穴位酸麻胀效果为佳。

◎ 千年道引

坐地，直两脚。以两手指脚胫，以头至地，调脊诸椎。利发根，令长美。坐舒两脚，相去一尺，以扼脚两胫，以顶至地，十二通，调身脊，无患害，致精气润泽。发根长美者，令青黑柔濡滑泽，发恒不白。——《巢氏病源候论·白发候》（据天圣四年宋版校字断句）

◎ 中医怎么说

"坐舒两脚……发恒不白。"这段话是对"坐地……令长美。"这句话的进一步描述和说明。"坐舒两脚"要求两脚在放松舒展的状态下向上竖直，避免两脚紧张、僵硬。隋朝的"一尺"为29.6厘米，练习过程中两脚距离在30厘米左右，不可因为低头的幅度小而将两脚距离分开过大，随着练习程度的加深，头部弯曲幅度会自然加大，进而可以"以顶至地"。"调身脊"是动作的核心，也是技术难点，应当在两手掐握小腿和向下缓慢低头的同时，慢慢调理躯干和脊背，调理时应当以身体和脊背的端正、放松、舒适为原则。练习过程中应当平心静气，不慌不忙地按照方法要求完成动作，次数、劲力、动作幅度可以逐渐加大。

伸足

难度指数：☆☆☆
强度指数：★★

| 锻炼效果 |

❶ 通利足、踝、胫筋脉，通利骨关节。
❷ 畅通督脉，调和腰背气血平衡。

| 功能道理 |

在自身重力下，两手相叠置于背后对背部肌肉、关节、筋脉起到按摩效果；与此同时，两脚前伸可以牵引到足、胫、膝等部位，而闭气状态下的牵引运动，加强了内在的气机运行，起到畅通经络、流通气血的效果。

| **跟我来练习** | 练习姿势：偃卧

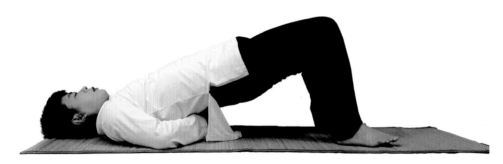

❶ 脚后跟和背部抵住地面，将腰背部抬起。两臂弯曲，两手向背后相叠按压，将背部压在两手上。

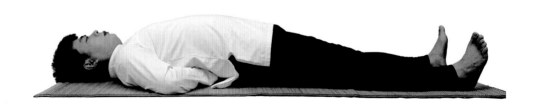

❷ 保持两手相叠置于背后，返回偃卧。

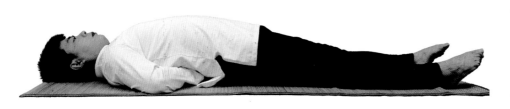

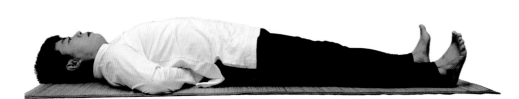

❸ 自然闭气，两脚
前伸后返回。保持闭
气，两脚前伸返回往
复3~12次。

❹ 放松，自然呼吸，
待气息平稳，可练习
3~10组。

｜温馨提示｜

① "背宜暖"，尽量不要在两手冰凉的情况下做该运动。

② 该方法图示为正常人群练习，对于一侧性肢体运动障
碍的人员，疾患在左边，将左脚压在右脚上，左手压在右手
上。疾患在右边的，将右脚压在左脚上，右手压在左手上。

｜指针按摩｜

穴　　　　位：行间穴。

功　　　　能：主治善怒、胸胁痛、
腰痛、糖尿病、小便
难、女性经血过多不
止、短气。

行间穴

快 速 取 穴：足大趾与第二趾缝隙间凹陷，手触摸后可感
到动脉应手。

体位及按摩法：箕坐姿势，拇指或食指用轻重变化的力度
同时点按、揉按或推按穴位5分钟左右，以
穴位酸麻胀为佳。或先左再右刺激穴位，手
法、劲力、时间相同。

◎ 千年道引

任臂，不息十二通，愈足湿痹不任行，腰脊
痹痛。又正卧，叠两手着背下，伸两脚，不息十二
通。愈足湿痹不任行，腰脊痛痹。有偏患者，患左
压右足，患右压左足，久行，手亦如足，用行满十
方止。——《巢氏病源候论·风湿病候》（据天圣
四年宋版校字断句）

◎ 中医怎么说

"任臂"是指用手臂承担起，结合后续"叠两
手着背下"的描述，可以推断出：两手在背后相叠
的姿势时，两臂需要弯曲，支撑起身体。"不息十二
通"则是在闭气的状态下练习十二遍。结合后续
"伸两脚，不息十二通"的进一步描述，可以推断出
闭气状态下进行伸脚练习。该方法的功能描述很明
确，为"愈足湿痹不任行，腰脊痹痛。"即调理由
于感受风湿邪气，导致的足部关节不通利，屈伸功
能障碍以及引起的行路困难。"有偏患者，患左压右
足，患右压左足，久行，手亦如足。"是该方法的
运动注意事项，即"偏患"人员两脚和两手位置的
具体要求，以及需要长期坚持练习。

第三节 | 筋脉练习

四方

难度指数：☆☆
强度指数：★★★★

| 锻炼效果 |

❶ 畅通手三阴、手三阳经络，改善手臂的气血运行。

❷ 促进全身血液循环，通润形体。

❸ 促进消化吸收，消除脊背劳损、骨节疼痛等症状。

| 功能道理 |

　　该动作以运动四肢为主，一脚踏地，一脚向前舒展到极限，同时手掌向四个方向拧转，可以起到激发阳气、温和气血的效果；手掌四个方向的拧转可以挤压、刺激、按摩到腰背肌肉、经络及穴位，对调理腰背紧张、闷痛也有一定效果。

| 跟我来练习 | 练习姿势：站立

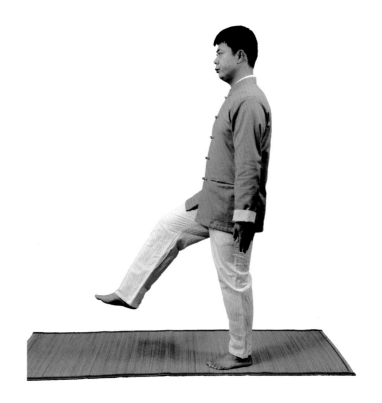

❶ 右腿提起，左脚踩实席面，保持身体平衡。

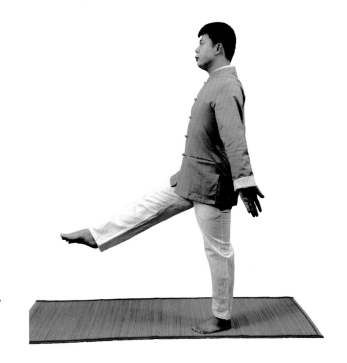

❷ 左脚向下急速蹬踏席面，右脚提起，向前舒展到极限，同时，两手向外拧转到极限。稍停后，放松返回。

❸ 动作相同，重复另一侧，一左一右为1次，重复7~28次。

温馨提示

该动作一脚踩踏席面，另一脚向前舒展到极限，以及手掌的拧转是同一股劲力，都是由踩踏席面而产生，注意体验劲力的整体性。

指针按摩

穴　　位：血海穴。

功　　能：调经统血，健脾化湿，通利小便，主治腹胀、月经不调、痛经、贫血、荨麻疹、皮肤瘙痒、脚气。

快速取穴：膝髌上内廉白肉际2.5寸。

按 摩 法：箕坐姿势下，两手拇指同时点按两侧血海穴5分钟左右。要求点按时，以该部位酸麻胀为宜。或先左再右，手法、劲力、时间相同。

（血海穴）

◎ 千年道引

一足向下，踏地，一足长舒，向前极势，手掌四方取势。左右换易四七。去肠冷，腰脊急闷，骨疼，令使血气上下布润。——《巢氏病源候论·冷热病诸候》（据天圣四年宋版校字断句）

◎ 中医怎么说

"踏地"即踩踏地面的意思，踩踏地面时需要急速，富有劲力，可以激发阳气。在"踏地"的反作用力下，身体需向上伸展，另一只脚"长舒"，并且"向前极势"，可以进一步促进下肢气血运行，起到活跃气血的作用。"手掌四方取势"是手掌向东、南、西、北各个方向进行的拧转，练习过程中，倘若不能拧转到各个方向，拧转到极限即可。该动作可以激发脾肾阳气，进而对肠冷、腰脊紧张、闷痛现象有调理效果。

枭栗

难度指数：☆☆☆☆
强度指数：★★★★
难点在于借助蹬踏及手脚的前后努力牵引带动身体产生振动

| 锻炼效果 |

❶ 改善平衡、柔韧、力量等身体素质。
❷ 改善微循环，疏通全身血脉。
❸ 濡养筋骨，防治筋紧张、骨髓疼痛等症状。

| 功能道理 |

　　一只脚踏地，同侧手向前舒展到极限，另一只脚和手向后舒展到极限，在此状态下，前后努力牵引会自然地引发全身的震颤抖动，震颤抖动会引发内在气血的运行，在通利关节、舒筋壮骨、改善微循环等方面有一定效果；该动作强度和难度都较大，对提高平衡、柔韧、力量等身体素质也有一定效果。

| 跟我来练习 | 练习姿势：站立

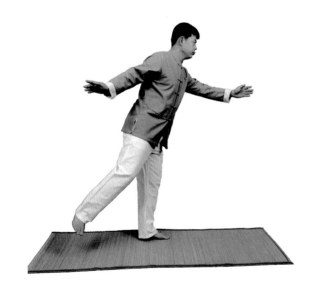 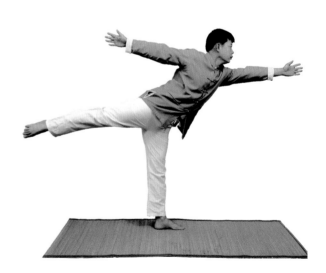

❶ 左脚踏稳席面，左手掌心向内，向前舒展，与肩同高；右脚和右手向后舒展，自然打开。（注意事项：为保持身体平衡，初学者后腿伸展可以低些。）

❷ 左脚蹬踏席面，身体略起，同时两手前后努力牵引，右脚向后牵引。随着牵引的劲力，将整个身体震颤起来。（注意事项：身体震颤时，要尽意而为。）

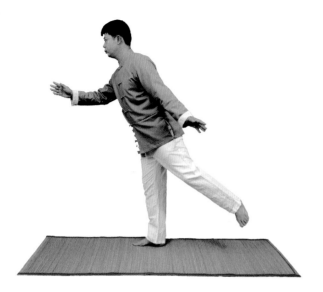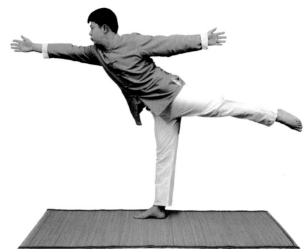

❸ 放松，返回，重复动作7~14次。同样动作，重复另一侧。

｜温馨提示｜

①"臬"为箭靶子的意思，"栗"为战栗、抖动的意思。"臬栗"描述了箭射到靶上产生的振动，运动过程中可以想象身体为箭靶，模仿箭靶被射中时产生的振动。

②随着动作的颤抖和振动，会自然地配合意识，需要体会"尽意而为"。

｜指针按摩｜

穴　　位：少海穴。

功　　能：理气通络，益心安神，消肿散结，主治心痛、癫狂、手颤、眼充血、鼻充血。

快速取穴：向头部方向屈肘90度，肘横纹内侧端凹陷处即是。

按摩法：箕坐姿势，屈左肘，右手拇指指腹点按、揉按或向小指方向推按少海穴5分钟左右，以少海穴酸胀或向小指方向有放射感的效果最佳。先左再右，手法、劲力、时间相同。

◎ 千年道引

一足踏地，一手向前长舒，一足向后极势。长舒一手一足，一时尽意急振，二七。左右亦然，去髓疼筋急，百脉不和。——《巢氏病源候论·霍乱病诸候》（据天圣四年宋版校字断句）

◎ 中医怎么说

"一足踏地"是在单腿站立姿势下，一只脚向下做静力性的蹬踏运动。"一手向前长舒"指支撑腿的同侧手向前放松舒展，手向前长舒时要注意手型的准确，不可过于紧张、僵硬。"一足向后极势"是指另一只脚向后舒展牵引到极限。"长舒一手一足"是动作振动的发力点，两手和一只脚前后长舒，努力前后牵引，会引起身体的自然振动，在振动过程中，要注意"尽意"二字，即振动要尽意、尽兴。

俯仰

难度指数：☆☆☆
强度指数：★★

| 锻炼效果 |

❶ 温和腹部气血，改善脏腑功能。

❷ 柔和脊背筋脉、骨骼、肌肉、关节，刺激背部腧穴，改善脊柱功能。

❸ 调和肩部、腰部气血，防治肩部和腰部的紧张、僵硬、老化。

| 功能道理 |

两脚向下长舒的同时，腹部有意识地向下贴紧席面，同时配合内在行气的方法，可以温和腹部气血，按摩脏腑，通经活络，起到防治脏腑宿冷的作用；同样，两臂努力伸直，身体上仰，以意行气，可以畅通肩部和腰背的气血运行，起到防治筋脉紧张及腰部疾患的作用。

| 跟我来练习 | 练习姿势：覆卧

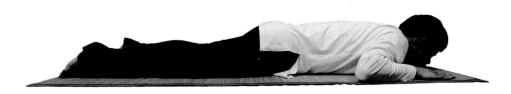

❶ 两肘关节上屈，两手置于两肩旁，按住席面。

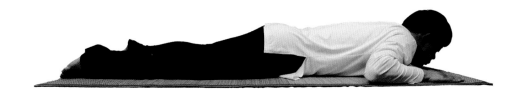

❷ 两脚放松舒展，向下缓慢牵引，随着两脚牵引小腿和大腿，腹部向下缓缓贴紧席面，同时内视腹部气机在体内向下依次经过腹部、两大腿、两小腿、两脚、两脚趾。重复3次。（注意事项：向下行气时要意气相随，"知有去处"，即要明白内气下行所经过的路线。）

❸ 两手按住席面，两臂用力伸直，躯干缓缓上仰，逐渐达到极限，同时，以意行气，经过肩部、背部、腰部、臀部、大腿后侧、腘窝、小腿后侧、两脚、两脚趾。两手臂弯曲，身体下落，返回覆卧姿势，一上一下为1次，重复21次。（注意事项：身体上仰时，要将身体各个关节充分放松，拉开。）

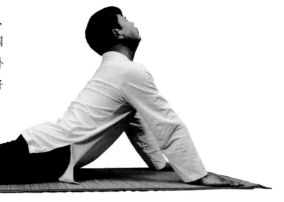

| 温馨提示 |

① 该动作"形体导引"配合"内在行气"，具有典型的"外导而内引"的特征。

② 运动过程要柔和、缓慢、连贯，不要断断续续。

| 指针按摩 |

穴　　位：神门穴。

功　　能：益心安神，理气止痛，降逆止血、防治心烦、健忘、失眠、头痛、头晕、心悸、目眩等。

快速取穴：伸掌取穴，掌后锐骨内凹陷。

按 摩 法：箕坐或仰卧姿势，拇指点按或向小指方向推按神门穴5分钟左右，以神门穴酸胀或向小指方向有放射感的效果为佳。先左再右，手法、劲力、时间相同。

——神门穴

◎ 千年道引

长舒足，肚腹着席，安徐看气向下，知有去处。然始两手掌拓席，努使臂直，散背背气向下，渐渐尽势，来去二七。除脏腑内宿冷，脉急，腰膊风冷。——《巢氏病源候论·风病诸候》（据天圣四年宋版校字断句）

◎ 中医怎么说

"长舒足"是指两脚向下缓慢地舒展牵引，在牵引的同时，要求"肚腹着席"，即腹部有意识地向下贴紧席面，需要注意的是两脚向下缓慢地放松牵引，会牵拉到大腿和腹部，使腹部自然地贴紧席面。"安徐看气向下"是典型的行气法，即随着外在动作的牵引，需配合内在意识向下行气。对于行气时的要求则是"知有去处"，即行气时内在意识随外在形体的牵引，沿大腿、膝盖、小腿、两脚向两脚趾行气。"两手掌拓席，努使臂直"是通过两手撑住席面，努力伸直两臂，将身体向上仰起。"散脊背气向下"则属于行气的方法，是随着身体的仰起，用意沿背、腰、臀、大腿后侧、小腿后侧、两脚向脚趾行气。该动作具有典型的"外导而内因"的特征，练习者需体悟外在形体与内在意识运动之间的配合。

挽弓

难度指数：☆☆☆
强度指数：★★★★

难点在于牵拉时体验到仿佛将关节解开

| 锻炼效果 |

❶ 通利关节，柔和筋脉，防治关节不利、僵化、紧缩。

❷ 温和气血，生阳祛寒，防治风冷寒邪造成的各种筋脉伤害。

| 功能道理 |

两手向内牵拉膝头，同时膝头努力向前，身体弯曲牵引，动作强度极大，其活动筋骨、流通气血的功能会随着牵引的劲力而显现出来；风冷寒邪主要是伤筋骨，拘经脉，凝滞气血，本方法通过努力牵引实现"动则生阳"效果，达到去除寒邪、流通血脉的目的。

| 跟我来练习 | 练习姿势：箕坐

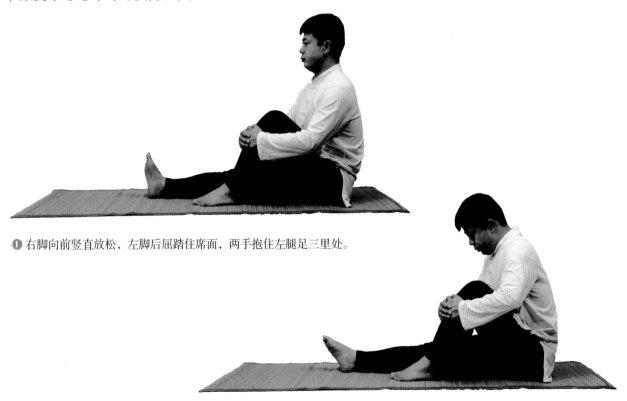

❶ 右脚向前竖直放松，左脚后屈踏住席面，两手抱住左腿足三里处。

❷ 右脚舒展前伸，两手向内用力牵拉左腿足三里，左膝头向前尽力努动，同时躯干弯曲牵引。（注意事项：身体弯曲牵引时，将肩部、背部、腰部等尽量弓起来。）

❸ 保持努膝向前和躯干弯曲牵引的劲力，逐渐形成定势，体验全身关节仿佛解开的感觉。两手放松，返回，重复另一侧。一左一右为1次，重复7~21次。[注意事项：定势是指随着劲力的渐进和持续（即牵引的劲力需要维持一定的时间）逐渐形成的姿势。]

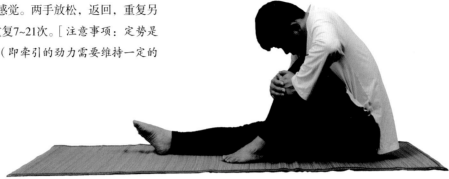

| 温馨提示 |

①"两手向后牵拉足三里""膝头向前努力""躯干弯曲牵引"属于一个整劲，注意体验劲力的整体性。

②牵引形成规范的姿势之后，要体验"体内冷气消散，骨节仿佛解开"的感觉。

| 指针按摩 |

穴　　位：足三里穴。

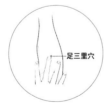

足三里穴

功　　能：调理身心要穴，秦承祖云其诸病皆治。华佗云其主治五劳羸瘦、七伤虚乏、胸中瘀血。现代研究表明，足三里具有健脾和胃、扶正培元、通经活络、升降气机的功能。主治肠胃胀满、真气不足、大便不通、腰痛、四肢胀、闭经、恶寒、半身不遂等众多疾病。

快速取穴：犊鼻穴下3寸，膝外隆起不平处。确认足三里选穴是否准确的方法，可以先触摸到足踝上的动脉，重按足三里，倘若动脉停止则可以确认足三里选取准确。否则，依法继续选取。

按摩法：箕坐或高位蹲踞姿势，两手拇指同时揉按、点按或推按足三里穴5分钟左右，或先左再右，手法、劲力、时间相同。

◎ 千年道引

长舒一足，一脚屈，两手挽膝三里，努膝向前，身却挽，一时取势，气内散消，如似骨解。迭互换足，各别三七，渐渐去膊、脊冷风、冷血、筋急。——《巢氏病源候论·风病诸候》（据天圣四年宋版校字断句）

◎ 中医怎么说

"长舒一足"是指一脚向前放松舒展，避免过于紧张，从而加强动作练习过程中的气血疏导能力。"一脚屈"是要求另一只脚向上弯曲绷紧，从而增加动作的牵引劲力。"两手挽膝三里，努膝向前，身却挽"三个牵引过程要同时进行，即两手向内牵拉足三里，膝头向前努动，背部向后弯曲，仿佛拉开的弓。"一时取势"是指动作牵引的劲力要持续、渐进、可控，逐渐形成定势。"气内消散，如似骨解"较为抽象，但动作练习准确的话，可以体验关节仿佛被解开，非常舒适和放松。该动作通过劲力牵引起到通利关节、通经活络的作用，对风寒湿造成的血气寒冷、筋脉紧缩等症状有调理效果。

仰眠

难度指数：☆☆☆
强度指数：★★★

| 锻炼效果 |

❶ 提高脚部灵活性，调和脚部气血平衡，防治脚疼。

❷ 振奋阳气，温和气血，起到行气活血的作用。

❸ 防治腰部和肩部寒凉、关节疼痛或麻木现象。

| 功能道理 |

　　箕坐姿势下，通过躯干上纵和行气的方法可以提高肺主肃降的功能，使"气沉丹田"，起到补肾气、壮元阳的作用；脚、手、头三处同时努力牵引，继而放松调理，这种全身性的张弛运动，可以达到振奋阳气、流通血脉、通利关节的效果。该动作行气配合牵引，对内脏和形体都有锻炼效果，"动则阳生"，对由于风寒造成的血冷、腰肩冷起到缓解作用。

| 跟我来练习 | 练习姿势：箕坐

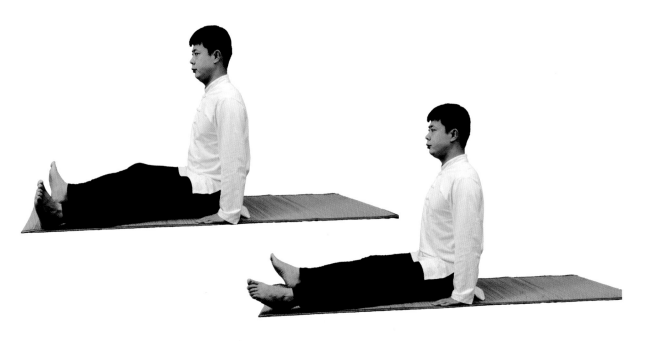

❶ 两脚放松向前长舒，调节身体，向上轻微上纵，使内气向下，将胸部调整柔和舒适。（要点提示：该环节的调身练习，以胸部感觉舒适为标准，可练习5~7遍，逐渐体悟调身使内气向下的感觉。）

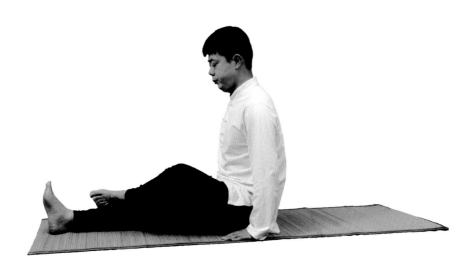

❷ 左脚回屈，放置在右小腿位置，右脚向下适度放松牵引，随后右脚趾向上急速仰起。(要点提示：右脚向下牵引时，注意保持右脚的放松舒展。)

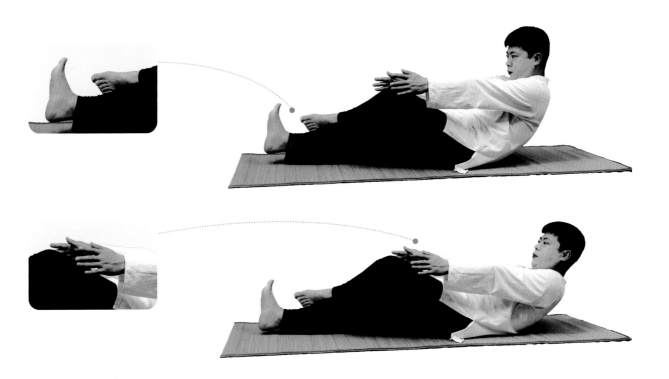

❸ 身体急速后仰，头不着席，成后仰姿势。

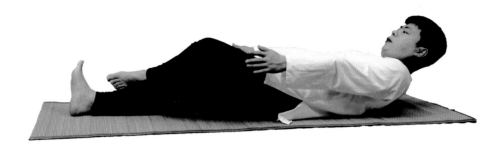

❹ 两手向下急速努动，同时头向上弯曲牵引。保持手向下牵引，头部向上努力的劲力，逐渐形成定势。（要点提示：定势是指随着劲力的渐进和持续，即牵引的劲力需要维持一定的时间，逐渐形成的姿势。）

❺ 脚趾放松，两手回收，头部下落，返回至仰卧姿势，稍作放松。

❻ 返回箕坐姿势，重复7~14次。相同动作，方向相反，练习另一侧。

┃ 指针按摩 ┃

极泉穴

穴　　位：极泉穴。

功　　能：宽胸宁神，理气止痛，消肿散结，防治胃痛、干呕、心痛、四肢不举、乳汁分泌不足。

快速取穴：上臂外展，腋下筋间可触摸到动脉搏动处，按压有酸胀感即是。

按 摩 法：枕高50厘米左右，仰卧姿势，左臂上举屈臂抱头，右手拇指、食指或中指绷紧，点按或揉按对侧极泉穴5分钟左右。要求点按时，以该部位酸胀为宜。先左再右，手法、劲力、时间相同。

◎ 千年道引

坐，两足长舒，自纵身，内气向下，使心内柔和适散。然始屈一足，安膝下，努长舒一足，仰足趾向上，便急仰眠，头不至席，两手急努向前，头向上努挽，一时各各取势，来去二七。迭互亦然。去脚疼，腰膊冷，血冷，风痹，日日渐损。——《巢氏病源候论·脚气病诸候》（据天圣四年宋版校字断句）

◎ 中医怎么说

由动作描述推断，该动作应为箕坐姿势下进行。"两足长舒，自纵身，内气向下"三个动作应同时练习，两脚要向前放松，伸长，身体需要做向上的放纵调理，在此过程中，配合意识由胸到脚向下行气，"使心内柔和适散"是调身练习的标准。"安膝下"是指将一只脚在内屈的姿势下，安放在另侧小腿上。"努长舒一足，仰足趾向上"是指先将一只脚向前努力牵引，随后脚趾向上急速仰起。"便急仰眠"是身体仰卧，成睡眠姿势，但是头不要触及席面。同时，两手向前"急努"，头向上努力弯曲牵引，随着劲力的持续逐渐形成定势。该动作先通过调身、行气，加强体内气机运行，随后通过全身急速的努力牵引来激发阳气，温和气血。

第四节 | 精神调养

托头舒手

难度指数：☆ ☆ ☆
强度指数：★ ★ ★

| 锻炼效果 |

❶ 改善肩部和手臂的柔韧性，调和臂部气血，防治手臂麻木、紧张现象。

❷ 改善头部微循环，提振精神，对精神昏迷、嗜睡等症状有较好调理效果。

| 功能道理 |

手向上尽力托按面颊，形成较为强烈的按摩刺激，起到温和头部气血的作用；一手向上托按的同时，另一手旋转，向后努动，可以充分地牵拉手三阳经脉，起到疏通经络、流通气血的作用。在按摩的同时配合牵引，随后运动躯干和头部，起到调动阳气、扶正祛邪的作用，对由于风邪造成的头痛、身热、烦闷、嗜睡等有较好的调理效果。

| **跟我来练习** | 练习姿势：站立

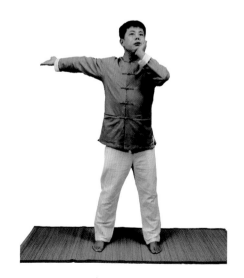

❶ 左手托住耳腮部，右手向后舒展伸长，掌心向下。

❷ 左手向上尽力托动腮部，同时右手向外旋转手掌，向后急速努动。

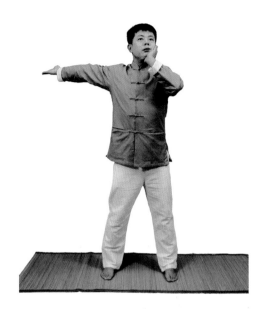 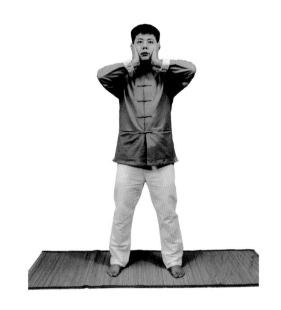

❸ 保持左手上托，右手向后旋转和努动的劲力，逐渐达到极限。（注意事项：向上托动腮部时，保持头部位置不动。）

❹ 两手放松，返回。重复步骤1~3，练习7~28次。相同动作、方向相反，重复另一侧。

❺ 两手同时托按住两侧耳腮部。

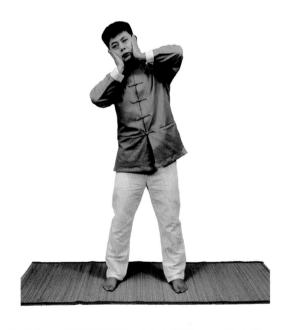 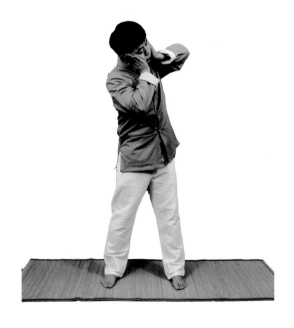

❻ 保持两手托按耳腮部，头向右倾斜，躯干向左转动，后返回。重复另一侧，一左一右为1次，重复5~14次。（注意事项：

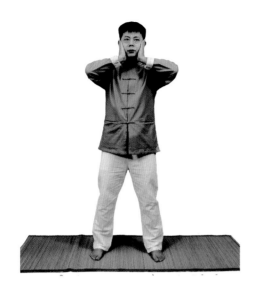 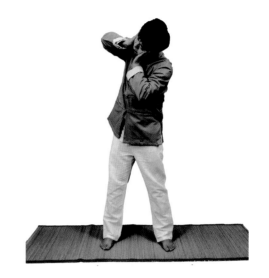

动作过程要柔和，连贯，且富有劲力。)

| 指针按摩 |

穴　　位：大陵穴。

功　　能：理气止痛，行气活血，防治心肌炎、咽炎、胃炎、失眠、神经衰弱、精神病等。

快速取穴：伸掌取穴，腕横纹上，两条索状大筋之间即是。

按摩法：箕坐或仰卧等舒适姿势，右手拇指向中指方向点按或推按穴位5分钟左右，以大陵穴酸胀或向手掌方向有放射感为宜。重复另一侧，手法、劲力、时间相同。

◎ 千年道引

一手拓颐，向上极势，一手向后，长舒急努，四方显手掌，一时俱极势，四七。左右换手皆然。拓颐，手两向共头欹侧，转身，二七。去臂、髆、头风，眠睡。——《巢氏病源候论·头面风候》(据天圣四年宋版校字断句)

◎ 中医怎么说

"拓"为以手推物的意思，"颐"指面颊、耳腮部位置，"一手拓颐"在此指用手向上托按面颊，需要注意的是手对面颊的托按劲力要达到极限，但是头的位置尽量不动，即形成对面颊的静力性按压。"长舒急努"需要注意两手的形状为五指自然舒展，分开，向后要急速努动，同时向外旋转，尽量转动到极限。一手向上托按面颊，另只手向后旋转努动的过程要渐进和可控，逐渐到达极限。左右重复完成动作后，进行下一步骤的练习。"拓颐，手两向共头欹侧，转身"时要注意头向侧方倾斜即可，并非过于弯曲，随后躯干转动，需注意头和身体运动的协调性。

雁行气

难度指数：☆☆☆
强度指数：★★★

| 锻炼效果 |

❶ 促进气血运行，改善消化吸收，轻健身体。
❷ 培补正气，祛除外邪，增强抵抗能力。

| 功能道理 |

　　箕踞坐姿势下，两手向内抱膝的同时，用力低头，对肠胃等脏腑器官形成较有力的按摩挤压刺激，起到温和气血、流通血脉的作用，对改善脾胃功能、提高消化吸收能力有一定的效果；另外，闭气可以加强气机运行能力，调节精神，消除思虑。

| 跟我来练习 | 练习姿势：箕踞坐

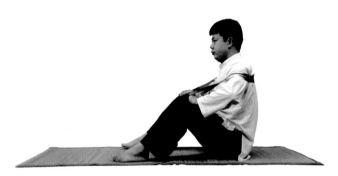

❶ 左手在左侧膝头位置握紧绳子（或弹力带），绳子（或弹力带）经过背后，收紧绳子，右手抓握住另一端。

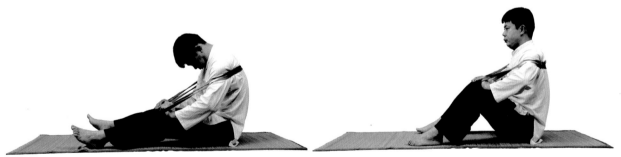

❷ 两手抱住膝头，低头，伸膝，两臂向下，自然闭气，借助绳子拉紧的力量牵拉后背部。保持闭气，抬头，两臂返回，两脚回收，返回箕踞坐。（注意事项：①随动作练习，自然闭气即可。②低头时，身体尽量不要向前倾斜，背部自然拱起，用绳子按摩背部。）

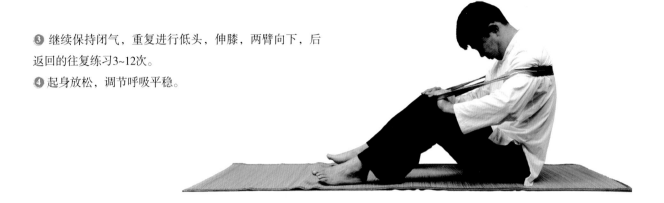

❸ 继续保持闭气，重复进行低头，伸膝，两臂向下，后返回的往复练习3~12次。

❹ 起身放松，调节呼吸平稳。

| 温馨提示 |

　　① 绳子经过背后的位置，可自行调理，以舒适为标准。

　　② 该方法是在自然闭气后进行，犹如潜水后进行的划水练习。闭气练习的动作，可以不计次数，待感到气闷时，起身进行呼吸调理。待气息平稳后，可重复练习。（可类比《道引·形体牵引篇》中的"低头捉趾"方法。）

| 指针按摩 |

穴　　位：申脉穴。

功　　能：安神定志，清肝泻热，通经活络，主治失眠，半身不遂，偏、正头痛，眩晕，劳累过度。

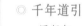
申脉穴

快速取穴：箕坐姿势取穴，沿外踝尖向下摸半拇指宽的凹陷中，按压有酸胀感。

按 摩 法：箕踞坐姿势，两手食指或拇指同时掐按申脉穴5分钟左右，以穴位酸痛为宜。或先左再右，手法、劲力、时间相同。

◎ 千年道引

　　雁行气，低臂生膝。踞，以绳自缚拘左，低头，不息十二通，消食轻身，益精神，恶气不入，去万邪。——《巢氏病源候论·宿食不消病诸候》（据天圣四年宋版校字断句）

◎ 中医怎么说

　　为能够对背部形成有效按摩，同时加强对腹部的挤压刺激。练习时，可以用绳子系住左侧膝头部分，经过背部，右手抓住另一端，对身体形成束缚，即"以绳自缚拘左"。"低臂生膝"既要做到头部尽力向下，又要向内对膝形成静力性牵引。在此过程中，随着背部的自然弯曲，绳子会对背部形成按摩刺激。在低头、抱膝、闭气和绳索牵引的共同作用下可以温和腹部气血，促进气血流通，起到消食轻身和调养精神的作用。

第五节 | 官窍调理

捻鼻

难度指数：☆ ☆ ☆
强度指数：★

| 锻炼效果 |

❶ 调理鼻炎、鼻息肉等各类鼻中疾患。
❷ 畅通呼吸道，改善通气能力，增强嗅觉。

| 功能道理 |

　　闭气可以充分调动肺脏气机，而"肺开窍于鼻"，在此基础上，对肺窍——鼻进行捻揉，可以促进鼻部的微循环，畅通呼吸道，改善鼻功能。该动作闭气属于从"本"上激发肺脏功能，捻揉鼻孔可以从"标"上促进鼻道的气血运行，具有标本兼治的特点。

| **跟我来练习** | 练习姿势：箕坐

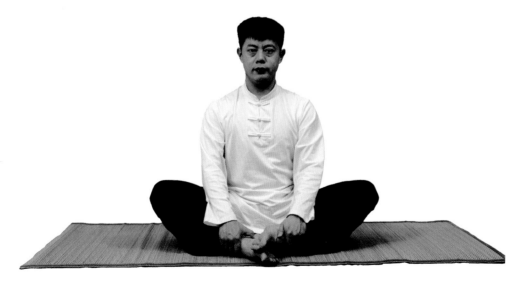

❶ 左脚在上，两脚相交，面向东箕坐。

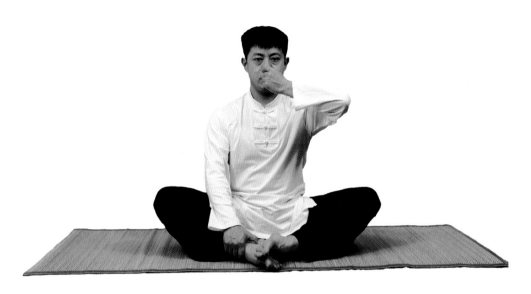

❷ 调节箕坐姿势，闭气，左手食指和中指伸入鼻孔，以中度力捻揉，不计次数，以略疲劳为止。（要点提示：每次闭气需等气息调匀之后再进行下次练习。）

| 温馨提示 |

捻揉鼻孔部位要深入，可不计次数，以鼻孔感到酸胀为宜。

| 指针按摩 |

穴　　位：迎香穴。

功　　能：宣通鼻窍，通经活络，止血驱虫，防治感冒、鼻塞、不闻香臭。

迎香穴

快速取穴：鼻翼外缘中点旁，当鼻唇沟中。

按 摩 法：箕坐姿势，两手拇指或食指绷紧稍用力，向内同时按压或揉动5分钟左右，每次按压或揉动以略酸胀为宜。或先左再右，手法、劲力、时间相同。

◎ 千年道引

东向坐，不息三通，手捻鼻两孔，治鼻中患。交脚箕坐，治鼻中患，通脚痈疮，去其涕唾，令鼻道通，得闻香臭。久行不已，彻闻十方。——《巢氏病源候论·鼻病诸候》（据天圣四年宋版校字断句）

◎ 中医怎么说

"东向坐"即是面向东而坐，向东而坐意为感悟自然生发之机。一吸一呼为一息，"不息"即不吸也不呼，为闭气的意思，"三通"为三遍。"手捻鼻两孔"注意手指捻动的部位在鼻孔内，而不是鼻子外侧。经络理论指出，鼻内藏有经外奇穴——内迎香，闭气状态下，通过对鼻孔内的捻揉，可以起到通利鼻道、防治鼻中各类疾患的效果。"交脚箕坐"是对坐姿的具体说明，要求两脚相交而坐。"久行不已，彻闻十方"是对练习效果的说明，意指长时间练习，对嗅觉有非常好的改善效果。

通窍

难度指数：☆ ☆ ☆
强度指数：★ ★ ★

| 跟我来练习 | 练习姿势：箕坐

| 锻炼效果 |

❶ 提高髋关节柔韧性。

❷ 通利眼、耳、鼻、舌、口、前阴、后阴等官窍，防治九窍疾病。

| 功能道理 |

　　两手向上急速牵拉两脚踝，可以对髋关节形成有效的牵拉刺激，通利髋关节，改善柔韧性；头部向后急速努动，可以在速度和劲力刺激下，改善头面部及五官的气血运行；两脚用力努动的同时，躯干转正牵引，两手向外舒展到极限属于全身性运动，可以激发肾脏功能，温和全身气血。

| 文化小典故 |

　　通俗地讲，"九窍"即两眼、两耳、两鼻孔、口、前阴尿道、后阴肛门。《黄帝内经·素问》记载："天地之间，六合之内，其气九州、九窍、五脏十二节，皆通乎天气。"指出窍是人体与外界联系的孔洞。

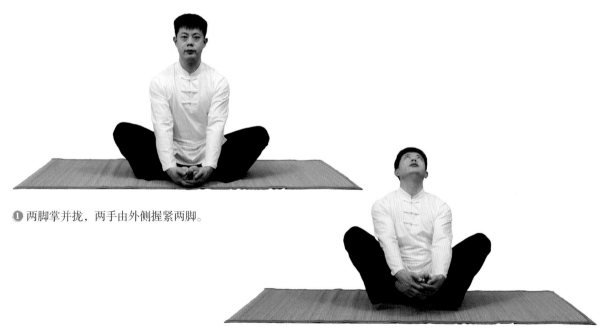

❶ 两脚掌并拢，两手由外侧握紧两脚。

❷ 两手向上急速牵引两脚，同时，头向后振动到极限。一去一回为1次，重复21次。

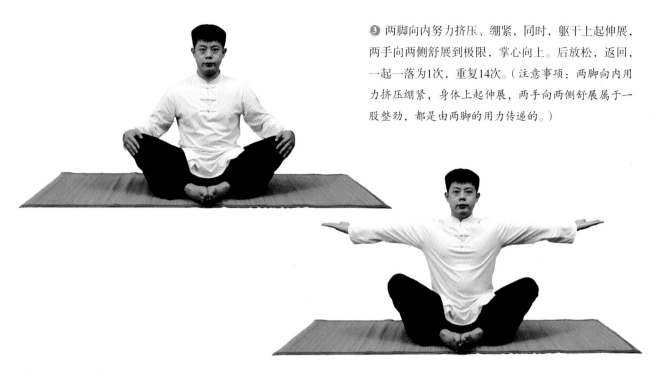

❸ 两脚向内努力挤压、绷紧，同时，躯干上起伸展，两手向两侧舒展到极限，掌心向上。后放松，返回，一起一落为1次，重复14次。（注意事项：两脚向内用力挤压绷紧，身体上起伸展，两手向两侧舒展属于一股整劲，都是由两脚的用力传递的。）

| 温馨提示 |

　　动作过程中微微发汗，腰部出现明显的温热感是动作准确的表现。

| 指针按摩 |

穴　　位：合谷穴。

功　　能：疏风解表，行气活血，防治外感发热、咽喉肿痛、荨麻疹、湿疹、痤疮、口腔溃疡、耳鸣。

快速取穴：在手背，第二掌骨桡侧的中点处。

按摩法：自然坐，右手拇指按压或揉动左侧合谷穴5分钟左右，以每次按压或揉动时，穴位处感到酸胀为宜，向曲池穴放射效果更佳。先左再右，手法、劲力、时间相同。

◎ 千年道引

　　两足相合，两手仰捉两脚，向上急挽，头向后振，势极，三七。欲得努足，手两向舒张，身手足极势，二七。去窍中生百病，下部虚冷。——《巢氏病源候论·冷热病诸候》（据天圣四年宋版校字断句）

◎ 中医怎么说

　　足少阴肾经将足、踝、小腿、膝、大腿、胯、腰联系在一起。"两手仰捉两脚，向上急挽"的动作，对足少阴循行部位进行有效牵引，起到畅通经筋、激发肾脏功能的作用。在此基础上，"努足""手舒张"的练习对前后阴形成强有力的刺激，起到温和气血、通利前后阴二窍的作用。

引腹气

难度指数：☆☆☆☆
强度指数：★★★★

| 锻炼效果 |

❶ 改善腿部柔韧性。

❷ 防治小腹闷痛、小肠膀胱气痛、小便不利等，通利九窍。

❸ 长此坚持可以令人身体修长，苗条，耳聪目明。

| 功能道理 |

　　两手抓住两脚大拇指向上牵引，可以牵拉大腿后侧、膝关节等经筋，从而改善腿部柔韧性；该动作强度较大，可以激发肾脏功能、温和气血，对由于腹寒造成的疝瘕症状有较好的康复效果；外在动作配合内在行气，对提高免疫力、促进气血运行和塑造良好的形体姿态具有较好的效果。

| 跟我来练习 | 练习姿势：箕坐

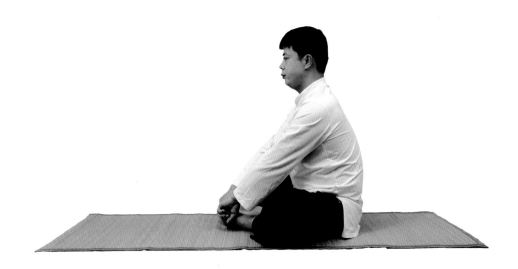

❶ 两脚放松舒展，两手拎住两脚大拇指。

❷ 低头，两手向上牵引两脚大拇指到极限，随动作的牵引，吸气，以意行气，使腹中气行遍全身。（要点提示：行气时要注意，意识要如清溪淡流，行遍全身。）

❸ 呼气，放松、下落、返回，一吸一呼为1次，重复5次。

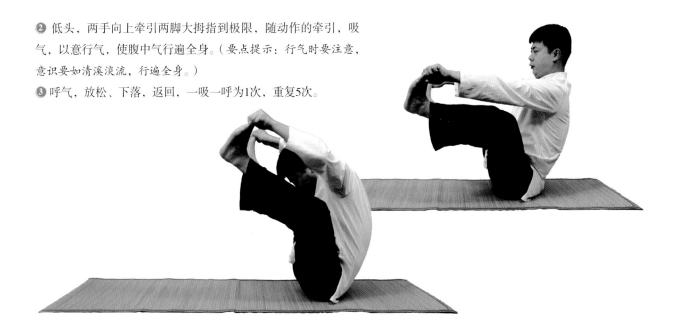

| 温馨提示 |

　　两手向上牵引两脚大拇指和低头要达到极限，若对行气感触不深，单独进行形体动作和呼吸的配合即可。

| 指针按摩 |

穴　　位：气海穴。

功　　能：补中益气，涩精止遗，温肾壮阳，防治阳痿、遗精、闭经、月经不调、疝气、小腹疼痛等。

快速取穴：身体正中线，肚脐中央向下1.5寸。

按 摩 法：偃卧，中指绷紧稍用力，向内轻轻按压或揉动穴位5分钟左右，每次按压或揉动以按压处有舒适感为宜。

气海穴

◎ 千年道引

　　挽两足指，五息止，引腹中气，去疝瘕，利孔窍。坐，舒两脚，以两手捉大拇指，使足上头下，极挽，五息止，引腹中气，遍行身体。去疝瘕病，利诸孔窍，往来易行。久行，精爽、聪明、修长。——《巢氏病源候论·疝瘕候》（据天圣四年宋版校字断句）

◎ 中医怎么说

　　由后半部分的"以两手捉大拇指"的说明推断，"挽两足指"即为牵拉两脚大拇指，"使足上头下"说明两手向上牵拉两脚大拇指，同时向下低头牵引腰背。"五息止"是说动作练习要配合呼吸，练习五次。两手向上牵引两脚大拇指，同时低头，配合吸气，可以激发元气，在此基础上运用行气，可以温和气血、培补正气，加强气机运行，对腹寒造成的疝瘕等症状有康复效果。四肢同时用力牵引，同时配合行气，对四肢及躯干有较好的调理效果。

龟行气

难度指数：☆ ☆ ☆
强度指数：★ ★

锻炼效果

补益肾气，滋润肠胃，对便秘等大便难症状有较好的防治效果。

功能道理

大便不通多由"热气偏入肠胃，津液枯燥"造成，用鼻子微微呼吸，可以起到补益肺气的作用，肺属金，生肾水，进而可以起到补益肾气的功效，肾属水，肾气充足可以起到滋阴、润肠的功效，进而通利大便。

跟我来练习 | 练习姿势：偃卧

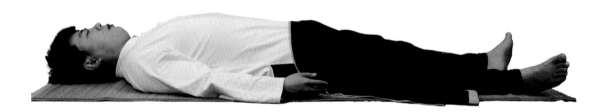

❶ 平心静气，放松形体。

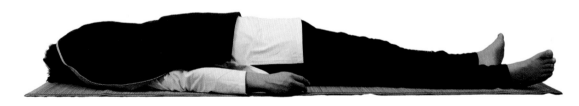

❷ 用薄被子或衣服覆盖住头面部，调匀呼吸。自然闭气，待感到闷胀时，用鼻子微微呼气。

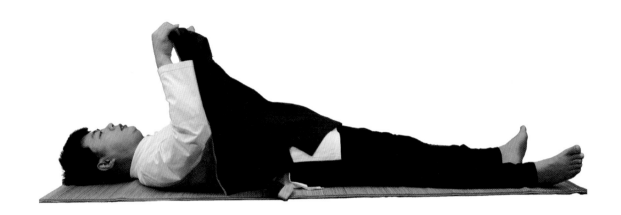

❸ 待感到憋闷，疲劳，掀开衣服，自然调节呼吸平稳。可反复练习"自然闭气后，鼻子微微呼气"3~6组。

| 温馨提示 |

① 中老年人或有严重疾患者禁止做此动作。

② 衣服要透气，不要过厚，以棉麻材料最佳，不可用通气性差的塑料等材质。

③ 覆盖住头面部后，要心静体松，自然闭气。

| 指针按摩 |

穴　　位：曲池穴。

功　　能：理气和胃，降逆活络，防治外感发热、咳嗽、腹痛、湿疹、手臂肿痛、半身不遂、白癜风。

快速取穴：站立姿势，屈肘，一只手按住对侧胸部，肘外横纹头处凹陷中。

按 摩 法：右手拇指指腹按压或揉按左侧曲池穴5分钟左右，以按压处酸胀或向左手食指放射为佳。先左再右，手法、劲力、时间相同。

曲池穴

◎ 千年道引

　　龟行气，伏衣被中，覆口鼻头面，正卧，不息九通，微鼻出气。治闭塞不通。——《巢氏病源候论·二便不通门》(据天圣四年宋版校字断句)

◎ 中医怎么说

　　该动作属于典型的呼吸锻炼方法，"伏衣被中"是用衣服或被子盖住头面部，用被子蒙住头部进行"微鼻出气"的调息练习，可以调理呼吸得到更好的控制和锻炼。用衣被覆盖头面时，精神感到非常放松和舒适，仿佛将外在所有的杂念、琐事、不快等隔开，回归一种单纯的安静。"正卧"是指在偃卧姿势下，调节形体端正。该动作模仿龟将头缩进壳内进行呼吸练习，通过补益肺气，进而补益肾气，起到滋阴通便的作用。

鹜行气

难度指数：☆ ☆
强度指数：★ ★ ★

┃ **跟我来练习** ┃ 练习姿势：蹲坐

┃ **锻炼效果** ┃

❶ 通利三焦，改善肠胃功能。
❷ 通利大便，排除宿食。

┃ **功能道理** ┃

　　大便不通或宿食难排，多由气脉闭塞、饮食不通而造成，蹲坐的形体姿势可以激发肠胃功能，正身、颈部弯曲则可以通利三焦。在蹲坐、直身、曲颈的姿势下，闭气，做排便状，可以畅通内在气机，加速饮食水谷的代谢速度，从而起到排宿便的作用。

┃ **文化小典故** ┃

　　"鹜行气"动作与一种古老的名为"乞丐蹲"的动作极为相似，"乞丐蹲"是古时候乞丐饭后的健身方式，可以治疗肠胃疾病，长期坚持对养生健身有非常好的效果。

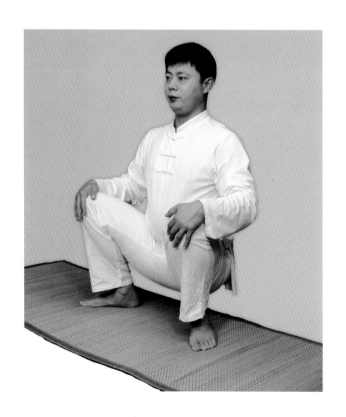

❶ 背靠墙壁蹲坐。

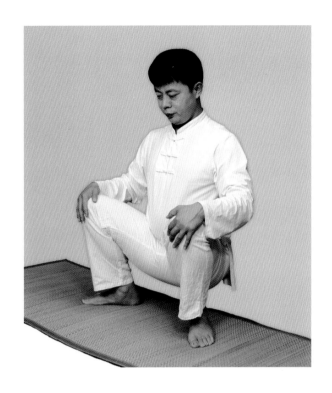

❷ 背部靠紧墙壁，调节身体正直。低头，弯曲颈部，自然闭气，以意排便。（注意事项：①动作带动闭气，不强调吸气或呼气后闭气，两手抱膝的同时，闭气即可。②以意排便，即在没有排便感觉时仍做排便状。）

❸ 放松，返回，重复练习3~6组。

| 温馨提示 |

由于冬天过于寒冷，而"背宜常暖"，所以冬天不可将背部直接倚靠在墙壁上，可以倚靠在平整的木板、瑜伽垫或海绵垫上。

| 指针按摩 |

穴　　位：中脘穴。

功　　能：和胃健脾，清热利湿，安神定志，防治腹痛、腹胀、急性胃肠炎、顽固性胃炎、呕吐、失眠。

快速取穴：身体前正中线，肚脐直上4寸。

按 摩 法：偃卧，中指绷紧稍用力，向内轻轻按压或揉动5分钟左右，每次按压或揉动以按压处有舒适感为宜。

中脘穴

◎ 千年道引

　鸭行气，低头倚壁，不息十二通，以意排之，痰饮宿食从下部出，自愈。鸭行气者，身直颈曲，排气下行，十二通，愈宿食，久行，自然能出，不须孔塞也。——《巢氏病源候论·宿食不消病诸候》（据天圣四年宋版校字断句）

◎ 中医怎么说

　鸭是鸭子的意思，蹲坐，身体正直，颈部弯曲，向前低头，就像鸭子的形状，该动作模仿鸭子大便状，因配合闭气练习，所以称为"鸭行气"。该道引动作的后一句话，是对前一句话的进一步描述和说明。"身直颈曲"描述了通过"倚壁"调节身体正直，通过"颈曲"实现"低头"。"不息"即是闭气的意思，动作带动闭气，即弯曲颈部低头的同时闭气。需要注意的是，闭气可以参照日常生活中大便难时，自然的努力闭气状态。"排气下行"是在用意排大便时，气机会畅通下行，练习准确的话会出现放屁现象。

义手

| 锻炼效果 |

❶ 牵拉肝胆经络，激发肾脏功能。

❷ 畅通头部的血液循环，调理头皮发痒、发麻症状，改善发质，防治头发变白。

❸ 调节精神，安定心神。

| 功能道理 |

"握固"作用于人体的肝经系统，可以调节肝功能，而"肝藏血""发为血之余"，该动作对促进血液循环和改善发质有较好效果；闭气对人体气机的转化、精神的调节、思虑的消除有较好的效果，现代医学也证明闭气对慢性呼吸系统疾病、循环系统疾病、神经系统疾病都有康复效果。两手梳头可以直接改善头部气血运行，对于调节头发有较好效果。

| 文化小典故 |

"握固"语出《道德经·五十五》："骨弱筋柔而握固。"东晋时期的葛洪把握固和练功结合起来，倡导"握固守一"。南朝时期的陶弘景在《养性延命录》有"握固者，如婴儿之拳手，以四指押母指也"的记载。

难度指数：☆ ☆ ☆

强度指数：★ ★

难度在于握固的同时闭气

| 跟我来练习 | 练习姿势：端坐

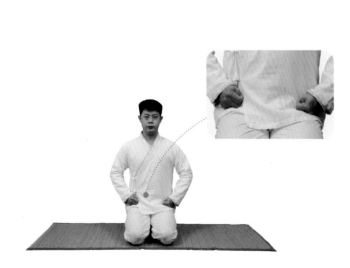

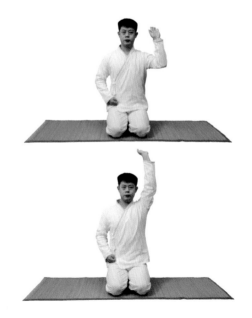

❶ 两手握固置于胯根。握固稍用力，闭气，逐渐达到闭气的极限。然后自然呼吸，待气息平稳。（要点提示：握固的方法是拇指贴到无名指根部，其余四指并拢，握住拇指。）

❷ 右手不动，左手仰掌由体侧上举，牵拉左侧腋下、胁肋稍停后原路线返回。左手握固，重复右手上举，牵拉右侧腋下、胁肋，稍停后返回。一左一右为1次，重复14次。

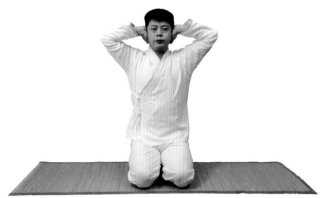 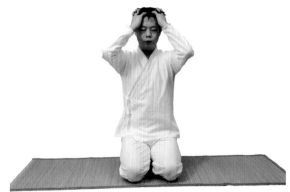

❸ 两手变掌，以掌心稍用力捂住两耳保持15秒。（要点提示：请尽量将两耳内空气挤出。）

❹ 五指稍用力绷紧，由前发际向后梳头，重复5次。两手收回，放于大腿上，结束动作练习。

| 温馨提示 |

① 运动过程中，对于身体产生的各种反应顺其自然。

② 用手梳头时，从前发际到后发际，力度要适中，范围要均匀。

| 指针按摩 |

穴　　位：肾俞穴。

功　　能：温肾助阳，生精益髓，利水消肿，康复或调理遗精、阳痿、月经不调、小便不利等。

快速取穴：正坐姿势，前与肚脐平，脊柱正中线旁开1.5寸。

按摩法：①站立，正握叉腰，拇指中度力按压肾俞穴5分钟左右，要求每次按压穴位稍停后放松返回，以酸胀感为宜。

②站立，反握叉腰，中指和食指上下摩擦肾俞穴5分钟左右，要求摩擦的劲力要柔和、渗透，以穴位产生温热感为宜。

◎ 千年道引

解发东向坐，握固，不息一通，举手左右导引，手掩两耳，治头风，令发不白。以手复捋头五，通脉也。——《巢氏病源候论·头面风候》（据天圣四年宋版校字断句）

◎ 中医怎么说

依据"天人相应"理论，东方属少阳，主生发，"东向坐"有利于感知自然生发之机；"握固"姿势下闭气，可以激发肝功能，提高气血的运行能力，在此基础上，"举手左右导引"进一步畅通肝胆经络，畅通气血的运行通道。"以手复捋头五"是通过手指梳头的方法，来疏通头部经络，促进气血运行。"握固""不息""举手"等动作属于整体性的功能调理，"掩两耳""捋头"属于局部的调理，在整体调理基础上进行局部的调理，对局部功能的改善效果更佳。

鸥视

| 锻炼效果 |

❶ 改善肺功能，防治咳嗽气喘、咽喉不适、吞咽不利等症状。

❷ 提高免疫力，提高抵御寒热等外邪的能力。

❸ 调节精神，安定心神，对各类精神疾患有调理效果。

| 功能道理 |

　　闭气可以调动肺部的气血运行，改善肺脏的通气能力，同时有利于胸、颈、面部的气血敷布；闭气状态下，头部拧转会促使胸部气机向上冲击咽喉等器官，加强周围组织的气血运行，提高其功能；远望的过程，意识随视野转移，通过注意力转移及感知自然外物，进行主动心理调节，平复精神，对各类情志伤害有较好效果。

| 跟我来练习 | 练习姿势：站立

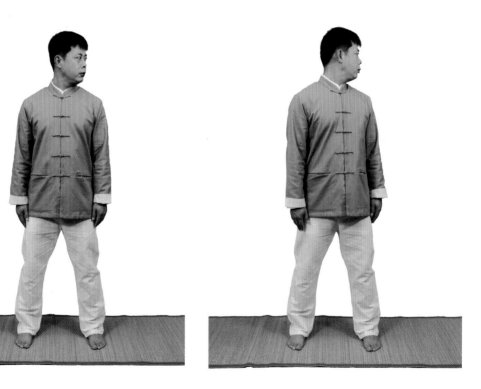

❶ 身体随头向左、向后拧转，同时闭气，眼睛向左方、后方远方望去。稍停后，自然返回。

❷ 保持闭气，身体随头向右、向后拧转，眼睛向后方、稍停后，自然返回。远方望去，再转回向右方远方望去。（注意事项：如果不能保持闭气，完成一侧即可。）

❸ 自然呼吸，等待气息，平稳后，继续练习，一左一右为1次，练习3~7次。

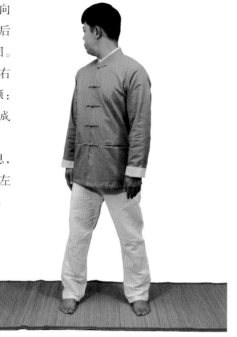 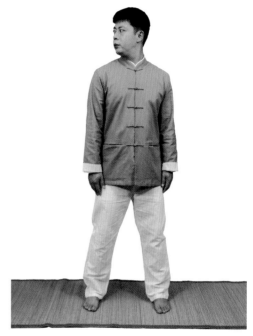

| 温馨提示 |

① 该练习要求向后方、侧方远望时闭气，但不要求闭气到极限。

② 在户外空旷处远望时，心境随视野变得宽广和高远，练习效果更佳。

| 指针按摩 |

穴　位：后溪穴。

功　能：清心安神，镇肝息风，通经活络。

快速取穴：握拳，小指掌指关节后有一皮肤皱襞突起，其尖端处即是。

按摩法：坐姿下，用拇指及指甲分别点按、掐按或揉按对侧后溪穴5分钟左右，点按时，以向手臂部有放射感为宜。先左再右，手法、劲力、时间相同。

◎ 千年道引

还（环）向反望，不息七通。治咳逆，胸中病，寒热癫疾，喉不利，咽干噎塞。——《巢氏病源候论·风癫候》（据天圣四年宋版校字断句）

◎ 中医怎么说

"还"通"环"，指头部的环绕运动，"望"描述了要尽可能向远处看，"反望"是指远的方向，放眼远望，意识会转移到宽广、辽阔的外界，对心理有极强的疏导作用。"不息"状态下，头部和躯干的左右拧转，可以强化胸部和咽喉的气血运行，对咽喉不利、吞咽困难有调理效果。

引腰痹

难度指数：☆☆☆
强度指数：★

| 锻炼效果 |

❶ 调理风寒湿引起的腰背麻木及闷胀等症状。

❷ 防治头面部各类疾患。

❸ 经常练习，可以增强视觉、听觉、嗅觉等知觉能力。

| 功能道理 |

　　脚趾上仰，牵拉小腿后侧、腰部、背部、项部太阳经筋，可以畅通足太阳经，对其循行的腰背部具有养护效果；该动作具有中医理论的"上病下治"的特点，动作配合呼吸可以刺激足底的大都、至阴、束骨等诸多穴位，畅通其经气，从而对头面五官疾患具有康复效果。

| 跟我来练习 | 练习姿势：站立

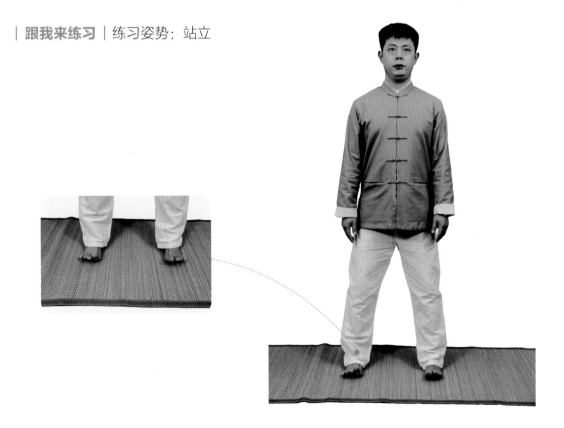

❶ 脚趾尽量向上仰起，吸气，通过脚趾上仰牵拉小腿后侧、腰部、背部、项部。

❷ 脚趾放松返回，呼气，
还原站立姿势。一吸一呼
为1次，重复5次。

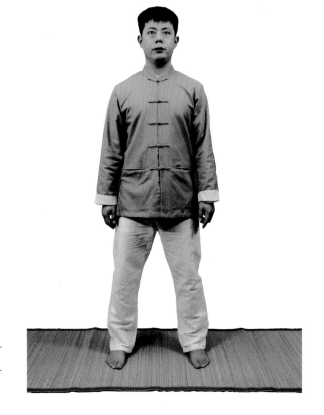

| 温馨提示 |

　　注意力放在两脚脚趾上，脚趾上仰幅度要大，动作要
均匀连贯。

| 指针按摩 |

穴　　位：承泣穴。

功　　能：散风清热，明目止泪，防
　　　　　治目赤肿痛、迎风流泪、
　　　　　口眼歪斜等。

快速取穴：食指和中指伸直并拢，中指贴于鼻侧，食指指
　　　　　尖处的下眼眶凹陷处即是。

按摩法：食指绷紧稍用力，向内按压或揉动5分钟左右，
　　　　　每次按压或揉动以略酸胀为宜。先左再右，手
　　　　　法、劲力、时间相同。

◎ 千年道引

　　仰两足指，五息止。引腰背痹，偏枯，令人耳
闻声。常行，眼耳诸根，无有罣碍。——《巢氏病
源候论·风痹候》(据天圣四年宋版校字断句)

◎ 中医怎么说

　　足太阳经沿头、项、背、腰、腿后走向脚趾，
"仰两足指"，同时配合吸气，可以畅通足太阳经，
对头部、背部、腰部诸多疾患有调理效果。脚部存
在诸多调理头部及五官症状的穴位，通过穴位刺激，
可以改善五官功能。需要强调的是动作带动吸气，
如伸懒腰时吸气一样自然连贯。

弃地

难度指数：☆☆
强度指数：★★

| 锻炼效果 |

养护五官，调理耳、目、鼻、喉、胸部气血。

| 功能道理 |

两膝内收，挤压胸腹部，可以激发脏腑功能，温和全身气血；由于"肺主气"，头部向下，闭气状态下，两手用力抱紧膝关节，可以加强内在气机由胸向头面的敷布，加强胸部和头面的气血运行，防治胸部疾患，改善五官功能。

| 跟我来练习 | 练习姿势：端坐

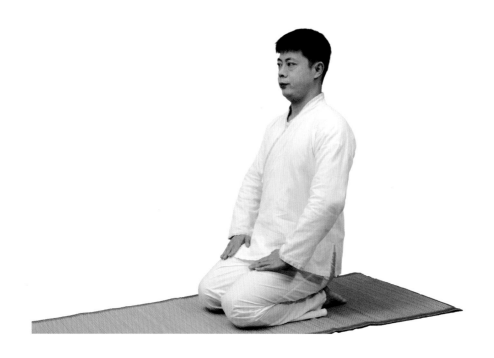

❶ 臀部坐在两脚后跟上，身体前俯，胸腹部贴紧大腿，低头触席，两手放于膝头。

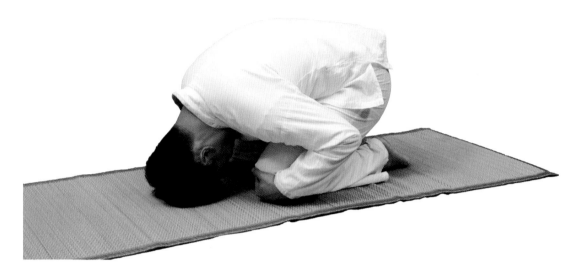

❷ 保持头部抵住席面，两手用力抱住膝头，同时闭气。保持低头、抱膝、闭气状态逐渐到极限。（要点提示：动作带动闭气，不强调吸气或呼气后闭气，两手抱膝的同时，闭气即可。）

❸ 返回端坐，放松形体，调匀呼吸。继续重复动作练习5~7次。

| 温馨提示 |

　　动作练习时，感到头面部微热为练习有效的表现。

| 指针按摩 |

穴　　位：云门穴。

功　　能：止咳平喘，清肺理气，防治咳嗽、气喘、胸痛、肩痛。

快速取穴：举臂取穴，锁骨外侧端下方的凹陷处即是，轻触穴位可感到动脉应手。

按 摩 法：拇指、食指或中指贴于云门穴，中度力向内按压或揉动5分钟左右，每次按压或揉动以略酸胀为宜。先左再右，手法、劲力、时间相同。

◎ 千年道引

　　抱两膝，自弃于地，不息八通，治胸中上至头诸病，耳目鼻喉痛。——《巢氏病源候论·头面风候》（据天圣四年宋版校字断句）

◎ 中医怎么说

　　"抱"此处为动词，描述了向内抱"两膝"的动作状态，结合该动作的功能，此处的"弃"应当理解为头向下的姿势状态。两手抱膝，同时闭气，会促使内在气机在外力作用下，由胸向头面部敷布，加强胸部和头面部的气血运行。在实践教学中，难以掌握的是抱膝的同时闭气，这种体验恰如用力搬东西却搬不动，强行搬动而产生的闭气现象。练习者应当在日常生活经验中，寻找这种体验，并且应用到类似动作，如臂拱、鸱视等方法中。

第六节 | 五劳七伤调理

蹙足角上

锻炼效果

❶ 防治五劳造成的脏腑功能下降，以及不良情绪引起的身体功能紊乱。

❷ 温和气血，激发脏腑功能，改善消化吸收。

功能道理

在两脚并拢，向内尽力挤压收缩的基础之上，两手由外向内，由上向下牵引，可以充分地挤压腰部，激发肾脏功能，同时畅通足三阳和手三阳经络及筋脉；该动作对腰背形成按摩刺激，属于全身性运动调理，牵引同时配合按摩，对改善微循环及全身系统性调理有较好的效果，起到激发阳气、调理脏腑的作用。

文化小典故

《黄帝内经》记载："五劳所伤，久视伤血，久卧伤气，久坐伤肉，久立伤骨，久行伤筋。"《诸病源候论》则记载五劳分别为心劳、肺劳、脾劳、肾劳和肝劳。由于"心主血，肺主气，脾主肉，肾主骨，肝主筋"的缘故，二者关于五劳记载存在一致性。七伤是指大饱伤脾，大怒气逆伤肝，强力举重及久坐湿地伤肾，形寒饮冷伤肺，忧愁思虑伤心，风雨寒暑伤形，大恐惧不节伤志。

难度指数：☆☆☆

强度指数：★★★★

跟我来练习 | 练习姿势：箕坐

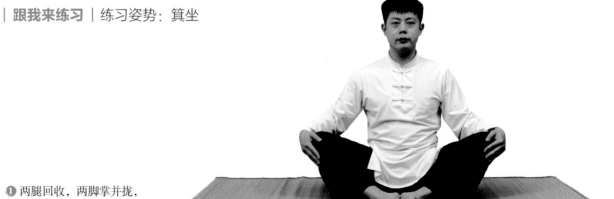

❶ 两腿回收，两脚掌并拢，两手放于膝头位置。

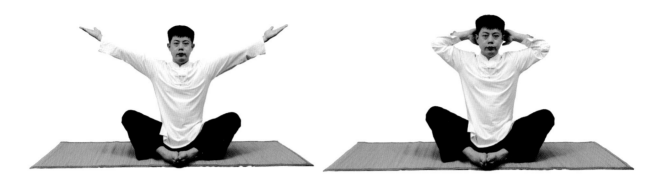

❷ 两脚掌并紧，向内收缩至极限，同时两手沿身体两侧，向上仰起后，向下牵引到肩下位置。两脚放松，两手返回，重复牵引3~7次。（注意事项：①两手掌五指分开，自然舒展，运动过程尽力向外长舒。②向下挽拉过程中，掌心有意识地朝向后脑和项部。③用力的部位发于脚上，促使两脚并紧收缩，而非腿上，注意区分用力部位。）

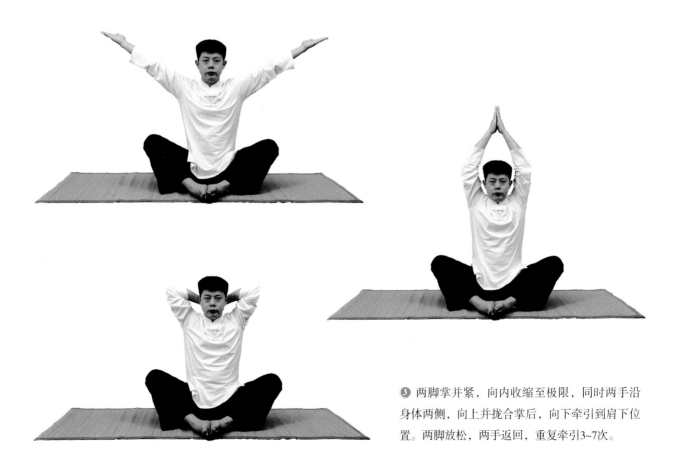

❸ 两脚掌并紧，向内收缩至极限，同时两手沿身体两侧，向上并拢合掌后，向下牵引到肩下位置。两脚放松，两手返回，重复牵引3~7次。

❹ 保持两脚并拢，两手返回到膝头位置，两手沿身体两侧45°角伸展到极限，同时保持两脚不动，腰部正直。放松，返回，重复3~7次。（注意事项：两手斜角伸直牵引时，会对两脚和腰部产生牵引刺激，需要有意识地调节"脚不动""腰端正"。）

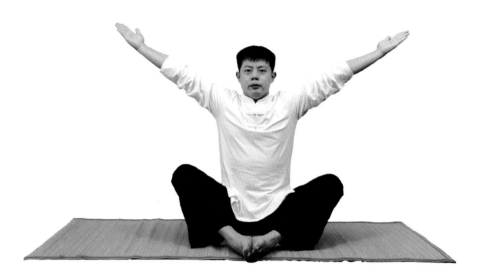

| 温馨提示 |

① 该动作属于极少数按弧形路线进行的牵引，动作过程如太极拳般连贯，要充满劲力。

② 练习过程中，注意动作风格要形体放松，舒展大方。

| 指针按摩 |

穴　　位：大巨穴。

功　　能：调肠胃，固肾气，行气利尿，宁心安神，主治便秘、腹痛、遗精、早泄、阳痿、小便不利。

快速取穴：仰卧，从肚脐沿身体正中线向下量2寸，再水平旁开2寸处即是。

按 摩 法：仰卧姿势，枕靠在高30厘米左右的靠枕上，两手中指或食指（或两指并用）同时点按或揉按大巨穴5分钟左右，以腹部舒适或向腹内有放射感为宜。或先点按左侧，再点按右侧，手法、劲力、时间相同。

◎ 千年道引

两足相踏，令足掌合也。蹙足极势，两手长舒，掌相向脑项，之后，兼至膊，相挽向头膊，手向席，来去七（仰手七，合手七）。始两手角上极势，腰正，足不动。去五劳七伤，脐下冷暖不和。数用之，常和调适。——《巢氏病源候论·虚劳病诸候》（据天圣四年宋版校字断句）

◎ 中医怎么说

"两足相踏"是指在两脚合并的姿势下，用力互相挤压、踩踏。"蹙足极势"是指两脚用力收缩，并紧。"两手长舒"是指两手在运动路线中保持的手型，五指自然分开，舒展放松。"掌相"即掌面，是指两手运动过程中掌面的朝向。"兼至膊"是指两手运动轨迹的止点位于肩部略下位置。"相挽向头膊，手向席"是指两手的牵拉方位和运动轨迹，即向头部位置牵引，两手由上向下运动。"来去七（仰手七，合手七）"是指两手上仰后牵拉和两手合并后牵引的两种动作练习，分别练习七次。"角上极势"为两手的运动轨迹为沿斜角的方向牵引到极限，练习过程中需要控制"腰正"和"足不动"。

蛇行气

｜锻炼效果｜

❶ 调理脊柱，畅通督脉，校正不良的形体姿势。

❷ 防治五劳七伤，对不良情绪造成的各类疾患起到调理作用。

｜功能道理｜

　　仰卧姿势下，身体的左右扭转运动，可以充分运动脊柱，畅通督脉；闭气状态下，进行身体的左右摆动，加强体内气血的运行能力，同时闭气本身对肺脏以及精神的调理均有一定效果。

｜文化小典故｜

　　《黄帝内经》养生思想注重"春生夏长，秋收冬藏"。精神调养方面，要注意不要贪图财物，也不要过分俸养，而应当见素抱朴，减少欲望，保持精神的恬淡和内心的虚无，以此保存精神，守住真元，这也是防治五劳七伤的根本。

难度指数：☆☆

强度指数：★★★

｜跟我来练习｜ 练习姿势：偃卧

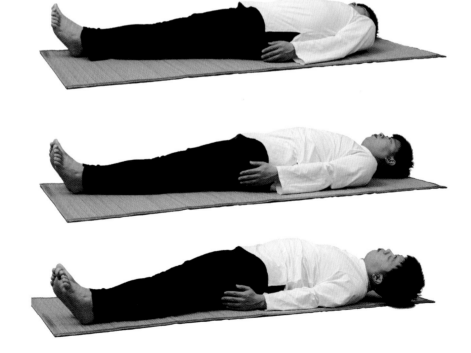

❶ 身体放松，头、躯干、脚向右弯曲。

❷ 头部、躯干、两脚发力扭转身体转正，再向左侧弯曲，身体再转正。随着身体左右扭动，自然闭气，闭目。（注意事项：身体左右弯曲摆动时，如蛇爬行，动作迅捷。）

❸ 保持闭气，感觉闭气快到极限，两脚踏住席
面，身体上起成箕踞坐。

❹ 返回仰卧姿势，开目，身体放松，自然呼吸，
待气息调匀后，重复练习3~9次。

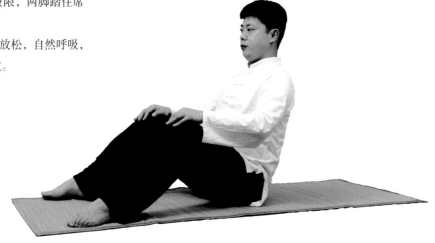

| 温馨提示 |

　　该动作为仿生运动，模仿蛇的运动，身体先左右弯曲
调理，后身体上起，仿佛蛇头跃起的感觉。

| 指针按摩 |

穴　　位：命门穴。

功　　能：补肾壮阳，调经止带，防
　　　　　治遗精、阳痿、前列腺炎、
　　　　　腰脊疼痛等。

命门穴

快速取穴：肚脐水平线与后正中线交点，按压有凹陷处
　　　　　即是。

按 摩 法：站立姿势，两手反手托住腰部，中指贴于命门
　　　　　穴，中度力上下推按或揉动5分钟左右，每次推
　　　　　按或揉动以略感酸胀为宜。

◎ 千年道引

　　蛇行气，曲卧以正身，复起，踞，闭目，随气
所在，不息。少食裁通肠，服气为食，以舐为浆，
春出冬藏，不财不养。以治五劳七伤。——《巢氏
病源候论·虚劳病诸候》(据天圣四年宋版校字断句)

◎ 中医怎么说

　　"蛇行气"即该动作的名称，意指像蛇一样运动
促使体内气机的运行。"曲卧以正身"是指在曲卧的
姿势准备下扭转身体端正，在练习中往往会体验到，
曲卧姿势下往往蕴含着转正的内在动力，恰巧体现
了"反者道之动"的道理。"复起"指平躺后，反复
起身，成"踞"的姿势。练习过程需在"闭目"和
"不息"状态下完成。"少食裁通肠，服气为食，以
舐为浆"是指饮食调理，指饮食不要过饱，以利于
通畅肠胃，服气逐渐发展为后来专门的辟谷修炼法，
以舐为浆则是吞津咽液的方法。"春出冬藏"指起居
方法，春天多外出，冬天多在室内，以顺应自然，
趋利避害。"不财不养"则是心理调节，指不贪图财
物或不过于俸养。从以上来看，对于五劳七伤的治
疗，需要采用综合的调理方法。

蟇行气

难度指数：☆☆
强度指数：★★★

│ 锻炼效果 │

❶ 调理手臂部气血平衡，提升免疫力。
❷ 防治五劳七伤，对不良情绪造成的身体功能紊乱起到调理作用。

│ 功能道理 │

闭气状态下进行身体运动可以行气活血，同时对消除思虑和调养精神有较好效果。同时，闭气状态下，手臂部的自然摇动，可以提升免疫力、消除手臂部的紧张、麻木、僵硬现象。

│ 跟我来练习 │ 练习姿势：正坐

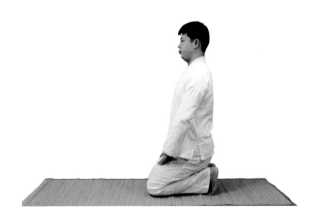

❶ 保持正坐姿势，自然闭气，两臂前后自然摇动。
❷ 保持闭气，两臂继续摇动，不计次数，逐渐到达闭气的极限。
❸ 自然呼吸，待气息平稳继续练习。每闭气1次练习为1次，练习3~12次。

│ 温馨提示 │

两臂的前后摇动，要轻柔连贯，前期练习时，可不必闭气到极限，体会在闭气状态下两臂的自然摇动即可。

◎ 千年道引

虾蟇行气，正坐，自动摇两臂，不息十二通。以治五劳七伤，水肿之病也。——《外台秘要》（法同天圣四年宋版《巢氏病源候论·虚劳病诸候》）

◎ 中医怎么说

"蟇"意思指"蛤蟆"，"虾蟇行气"意思为通过模仿蛤蟆的动作，促进体内气血的运行。"正坐"是道引练习的基本姿势，不同于端坐，需要两脚竖起踩住席面，详见《道引·形体牵引篇》。"自动摇两臂"是不要过于有意，两臂进行自然而然的摇动。"一吸一呼为一息"，此处"不息"是指不吸气，也不呼气，即为闭气状态下完成动作。"十二通"意思为，练习十二遍。

│ 指针按摩 │

穴　　位：膻中穴。
功　　能：主治气病，包括短气、噎气、膈气、不下食及咳嗽等。
快速取穴：仰卧姿势取穴，两乳之间凹陷中。
按 摩 法：拇指、食指或中指向内按压穴位5分钟左右，以该部位感到酸胀或舒适感为宜。

膻中穴

第七节 | 胸腹调理

引脾经

| 锻炼效果 |

❶ 畅通脾经，改善脾脏功能，消除胸腹胀满、闷痛等症状，提高免疫力。
❷ 增加腿部力量，改善髋关节、膝关节、踝关节的灵活性。

| 功能道理 |

脚对小腿内侧的挤压具有按摩效果，可以改善腿部的气血运行；小腿向上缓慢伸展，配合吸气，可以畅通脾经，通利气血运行的通道，在此基础上，以意行气，畅通脾经，同时达到引脾中邪气外出的效果；该动作单脚支撑，运用屈膝的方法按压小腿，所以对平衡、劲力以及髋关节、膝关节、踝关节的灵活性等身体素质起到锻炼作用。

| 文化小典故 |

上古有真人者，提挈天地，把握阴阳，呼吸精气，独立守神，肌肉若一，故能寿敝天地，无有终时，此其道生。

难度指数：☆☆☆☆
强度指数：★★★

| 跟我来练习 | 练习姿势：站立/仰卧

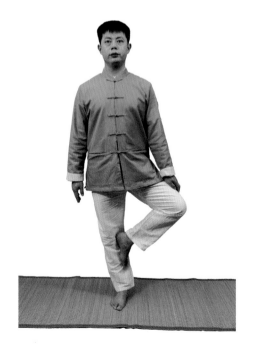

❶ 左脚提起，置于右侧小腿骨位置，两手自然下垂。

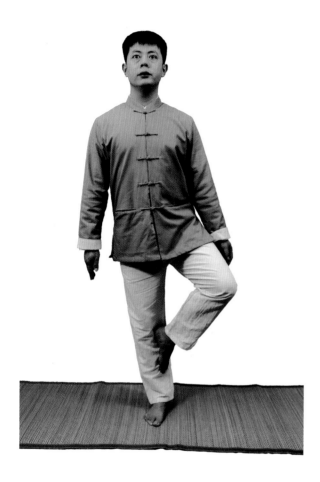

❷ 右小腿努力伸直，身体向上，左膝内屈，左脚向内用力按压右侧小腿骨，吸气，同时意识沿脾经以意行气。（注意事项：意识循行难以掌握时，可以依次意守大包、周荣、冲门、血海、三阴交、隐白等穴位。）

❸ 呼气，放松，返回准备姿势，一吸一呼为1次，重复5次。

| 温馨提示 |

　　右小腿向上努力伸直时，要向上慢慢延展小腿，感觉像不断向上伸展的大树。该动作与引肺经动作相似，但循行经络不同，要求熟知脾经的循行路线。

◎ 千年道引

　　伸右胫，屈左膝，内压之，五息止。引脾，去心腹寒热，胸臆邪胀。依经为之，引脾中热气出，去腹中寒热，胸臆中邪气胀满，久行，无有寒热时节之所中伤，名为真人之方。——《巢氏病源候论·心腹痛病诸候》（据天圣四年宋版校字断句）

◎ 中医怎么说

　　"伸右胫"是指右侧胫骨向上伸展，一般可能会认为站立姿势下，胫骨很难伸展，但此处需要用意操控，劲力做到从小腿向上慢慢伸展、拔长。"屈右膝"时需要劲力由膝而发，进而用脚按压"胫骨"。动作过程自然吸气，练习5次。"依经为之，引脾中热气出"是对"引脾"操作的进一步说明，指需要沿着脾经进行，将胸腹的邪气向外引，最终由隐白穴引出体外。"久行"指长久的练习，之后不容易在季节变化时得伤风感冒之类的寒热疾患。

| 指针按摩 |

穴　　位：商丘穴。

功　　能：健脾化湿，通调肠胃，利胆退黄，宁心安神，主治腹胀、肠鸣、两足无力、足踝痛等。

快速取穴：足内踝尖，微前下方凹陷，前有中封穴，后有照海穴。

按摩法：右手食指或中指，向内按压或揉动左侧商丘穴5分钟左右，以该部位感到酸胀为宜。然后，重复另一侧，手法、劲力、时间相同。

口内鼻出

| 锻炼效果 |

❶ 提高肾脏功能，激发肾气，防治阴囊潮湿、阴部瘙痒等现象。
❷ 缓解和防治膝关节冰冷，屈伸不利。

| 功能道理 |

　　两手尽力向外压按膝头，可以对髋关节形成强度较大的按压刺激，起到改善髋关节柔韧性的作用；以口吸气，鼓荡腹部，可以激发元气，温和气血，在两脚内收，两膝下按的姿势下，会促使腹部气血向前后阴运行，从而加强前后阴的气血运行，从而对前后阴潮湿及膝关节冰凉现象起到调理作用。

| 跟我来练习 | 练习姿势：偃卧

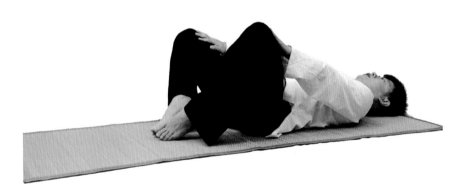

❶ 两手放置于两膝头。（注意事项：若两手触不到膝头时，可以将手先放在大腿上，在后续运动中逐渐置于膝头。）

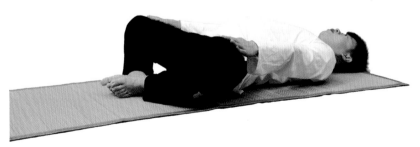

❷ 两脚内收，脚跟尽力向尾椎靠拢，同时两手将两膝头极力向外展开，随着运动的进行，张口吸气，逐渐到达极限。

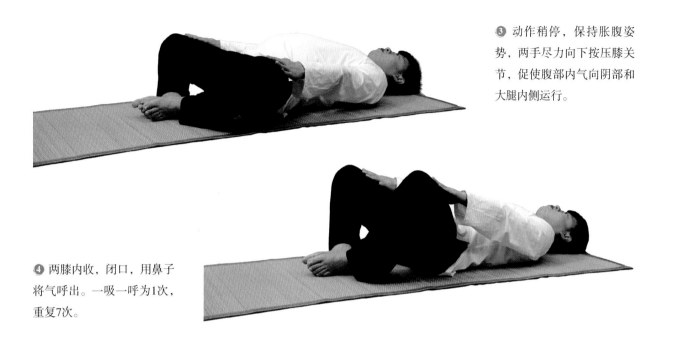

❸ 动作稍停，保持胀腹姿势，两手尽力向下按压膝关节，促使腹部内气向阴部和大腿内侧运行。

❹ 两膝内收，闭口，用鼻子将气呼出。一吸一呼为1次，重复7次。

温馨提示

① 脚后跟若不能达到尾椎骨下，将两脚后跟向回收缩到极限即可。

② 运动过程要柔和连贯，富有劲力，不要出现断断续续的现象。

指针按摩

穴　　位：天枢穴。

功　　能：调中和胃，理气健脾，通经活络，主治口腔溃疡、月经不调、腹胀肠鸣、水肿、饮食不下等。

快速取穴：偃卧姿势取穴，肚脐旁开2寸，按压有酸胀感处即是。

按 摩 法：仰卧姿势，中指、食指或拇指同时点按两侧天枢穴5分钟左右。或先点按左侧，再点按右侧，手法、劲力、时间相同。

◎ 千年道引

卧，令两手布膝头，取踵置尻下，以口内气，腹胀自极，以鼻出气，七息，除阴下湿，少腹里痛，膝冷不随。——《巢氏病源候论·虚劳阴下痒湿候》（据天圣四年宋版校字断句）

◎ 中医怎么说

"两手布膝头"中的"布"有铺开的意思，指用两手将膝头向两侧铺开，与"布膝头"配合的动作是"取踵置尻下"（尻指尾椎骨），即将脚后跟内收至尾椎骨部位。动作进行的同时，需要配合"以口内气"，即张口吸气到腹部，随着张口吸气，逐渐地将腹部胀起，达到极限。以口吸气到达腹部，可以对腹部脏腑形成有益的按摩刺激，起到激发脏腑功能的作用。在此过程中，外在形体的牵引姿势，可以自然地促使腹部气机向前后阴和两腿运行，流通前后阴和腿部气血。

蹙肩转身

难度指数：☆☆
强度指数：★★★

| 锻炼效果 |

❶ 调和肩部及腋下气血平衡，防治肩部紧张僵硬。
❷ 温和腹部气血，预防和调理腹肚脐冷现象。

| 功能道理 |

在两肩向上尽力上提的姿势下，形成对两肩充分挤压刺激，在此基础上，通过身体带动两肩的左右转动，可以活跃肩部气血，促使气血达到自然的平衡状态。两手在向后按压腹部的状态下，通过身体的左右转动，可以温和腹部气血。

| 跟我来练习 | 练习姿势：站立

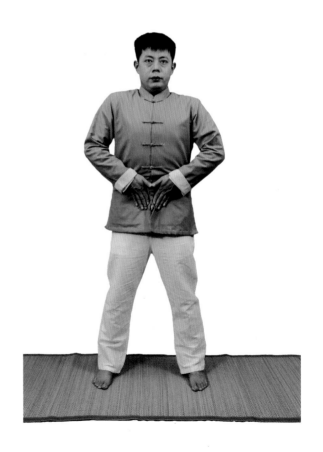

❶ 两手向内用力托按住小腹部。肩部向上提起、向上收缩到极限。

❷ 身体先向左转动，再向右转动，一左一右为1次，重复7~21次。

❸ 两肩放松下落，结束练习。

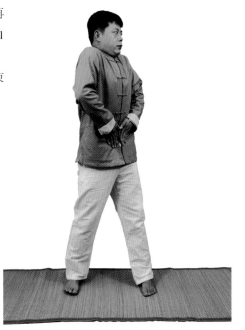 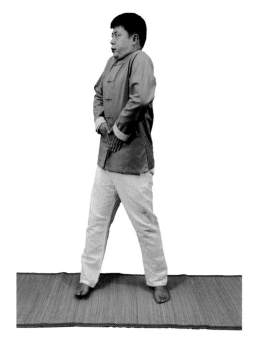

| 温馨提示 |

身体的转动如门轴似的，要连贯，柔和，体会腰腹部转动的感觉。

| 指针按摩 |

解溪穴

穴　　位：解溪穴。

功　　能：舒筋活络，清热化痰，镇惊安神，主治面部浮肿、腹胀、下肢肿痛、踝关节及其周围组织疾患。

快速取穴：箕踞坐姿势，向上屈脚，足背与小腿交界处的横纹中央凹陷处，足背两条肌腱之间即是。

按摩法：箕踞坐姿势下，拇指或食指以中度力掐按或点按解溪穴5分钟左右，以按压处酸胀为宜，先左再右，手法、劲力、时间相同。

◎ 千年道引

两手向后拓腰，蹙膊极势，左右转身，来去三七，去腹肚脐冷，两膊急，胸腋不和。——《巢氏病源候论·冷热候》（据天圣四年宋版校字断句）

◎ 中医怎么说

从对全部道引技术的统计规律发现，其中"上下""前后"等都是相对人来讲的。例如人体在倒立姿势下，对倒立者而言，此时的"下方"仍然是脚所在的方向。"向后拓腰"并非两手托按在腰部，否则变成向"前"托腰，另外，从动作功能来看，"向后拓腰"应当按压在腹部位置。两手向内尽力按压腹部，可以挤压刺激肠胃，温和腹部气血。"蹙膊"是指两肩尽力上提，形成对肩部肌肉、筋脉的挤压刺激。在按压腹部和挤压肩部的固定姿势下，身体的左右转动，可以活跃全身气血，进而提高肩部和腹部的气血平衡。

宽 胸

| 锻炼效果 |

❶ 调和乳房气血平衡，对乳房胀满、疼痛等疾患起到调理作用。

❷ 提高肺主肃降的能力，畅通肺经，防治咳嗽、烦闷、胸部闷痛等。

| 功能道理 |

手对乳房的按摩、挤压刺激，可以起到平衡乳房气血的作用，对由于气血不畅造成的乳房闷胀、疼痛等有调理效果；一手急速前推，另一手向回急速挽拉乳房，可以畅通肺经，同时对畅通胸部气机，提高肺主肃降的能力有较好效果；两手牵引两膝头，躯干向后到极限也是通过形体姿势的变化达到畅通肺气的目的，对咳嗽、胸胀、烦闷等起到调理作用。

| 文化小典故 |

太极拳练习的高层次要求用意不用力，指的是在形体放松状态下，在意识的带动下，身体进行可快可慢的运动。"宽胸"动作与太极拳的这一要领相同，即形体放松，用意不用力。

难度指数：☆ ☆ ☆
强度指数：★ ★ ★

| **跟我来练习** | 练习姿势：站立

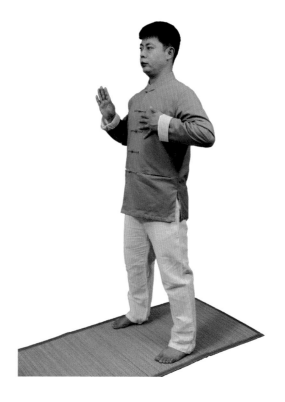

❶ 左手五指分开，抚按住左侧乳房，右手向上舒展，放置于右肩前，掌心朝前。

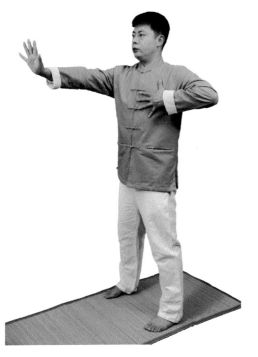

❷ 右手向前急速推出，左手五指向外展开乳房，同时向后急速挽拉，体验左手展开、挽拉乳房时，胸部打开，气机下散的感觉。（注意事项：①左手借助手指展开的劲力展放乳房，同时向后急速挽拉。②动作要用意不用力，不可以努力用气。）

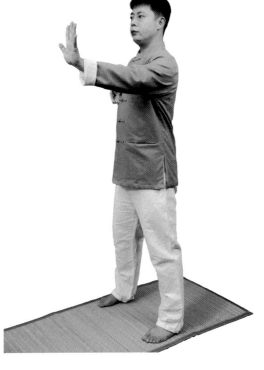

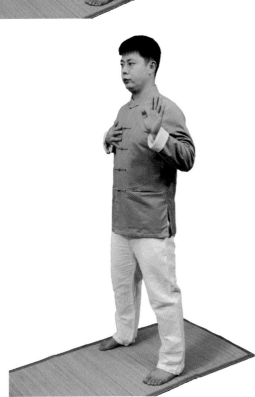

❸ 右手收回，左手放松，重复另一侧，一左一右为1次，重复7~21次。

❹ 稍作放松后，两手抓握住两膝头。

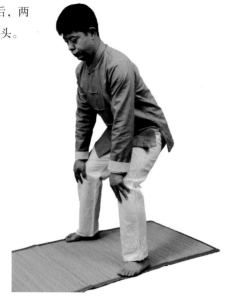

❺ 两手向后急速牵引两膝头，同时躯干向后挪动到极限。放松，返回，重复练习7~21次。

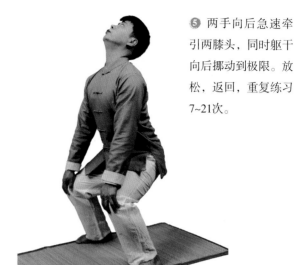

| 温馨提示 |

　　用意不用力是指用意识引导动作的进行，练习者在该动作练习之前，需要对动作的姿势、路线、规格、形体规范等有比较准确的把握，在此基础上，学会放松地进行运动，逐渐领悟用意不用力的精髓。

| 指针按摩 |

穴　　位：中府穴。

功　　能：止咳平喘，清泻肺热，通经活络，主治肺炎、哮喘、胸痛、肺结核、支气管扩张等。

快速取穴：站立，先定位云门穴，云门穴下1寸的凹陷处，轻触可感觉到动脉应手。

按摩法：拇指、食指或中指点按或揉按中府穴5分钟左右，以按压处酸胀或向拇指放射效果最佳，先左再右，手法、劲力、时间相同。

◎ 千年道引

　　一手前拓使急，一手发乳房，向后急挽之，不得努用力气，心开下散；迭互相换手，三七。始将两手攀膝头，急捉，身向后极势，三七。去腕闷疼、风府、云门气散。——《巢氏病源候论·风病诸候》（据天圣四年宋版校字断句）

◎ 中医怎么说

　　"前拓使急"是指一只手向前急速推出，在此过程中，另一只手"发乳房"，"发"指发散、发开，即用手将乳房展开，将乳房的肌肉、筋脉、气血等尽可能地扩散开，在此过程中，向后急速牵引。"不得努用力气"是对"一手前推"和"向后急挽"的具体要求，即不可强行用力，或努力运动。"心开下散"中心即胸，指胸部在此过程展开，气机自然下降。"始将两手攀膝头，急捉，身向后极势，三七"属于运动的第二个步骤，即两手向后急速牵引膝头，身体向后移动。需要强调的是，向后移动身体到极限，并非仰动，而是在身体向后移动牵引到极限。

覆手据地

难度指数：☆☆☆
强度指数：★★

┃ **锻炼效果** ┃

　　提高肺主肃降的能力，排除肺中潜在病邪，对胸部、肺部的诸多疾患有康复效果。

┃ **功能道理** ┃

　　平坐姿势下，两手尽力按压席面，会在其反作用力下，促使身体略起，胸部内收，进而使胸部气机下行，提高肺主肃降的能力，两臂的转动则可以畅通肺经；口通于腹，鼻通于肺，口吸鼻呼的呼吸方法，一方面可以通利肠胃，另一方面可以将肺内浊气呼出，起到排除外邪的作用。

┃ **跟我来练习** ┃ 练习姿势：端坐

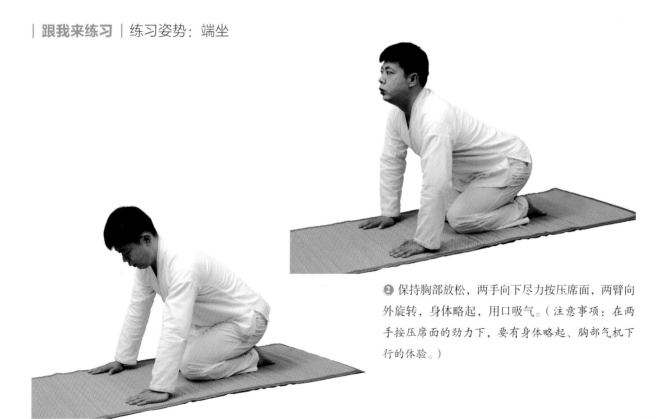

❷ 保持胸部放松，两手向下尽力按压席面，两臂向外旋转，身体略起，用口吸气。（注意事项：在两手按压席面的劲力下，要有身体略起、胸部气机下行的体验。）

❶ 两手按于席面，成平坐姿势。

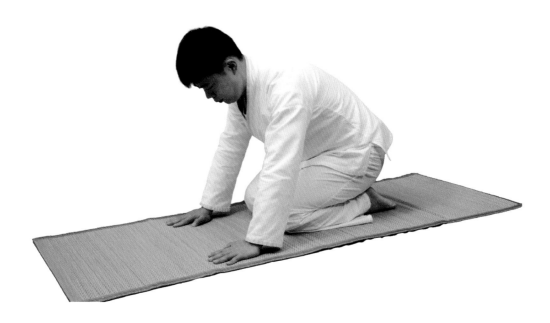

❸ 躯干放松，闭口，用鼻子将气呼出。一吸一呼为1次，重复7~10次。

| 指针按摩 |

列缺穴

穴　　位：列缺穴。

功　　能：止咳平喘，通经活络，利
　　　　　水通淋，主治咳嗽、气喘、
　　　　　少气不足息、头痛、颈项
　　　　　僵硬、落枕、颈椎病，咽喉痛。

快速取穴：两手虎口交叉，食指末端，两筋骨之间缝隙中。

按 摩 法：拇指或食指点按、揉按或掐按穴位5分钟左右，
　　　　　以按压处产生酸胀感为宜，先左再右，手法、
　　　　　劲力、时间相同。

◎ 千年道引

　　平坐，伸腰，两臂覆，手据地，（以两手据地，
覆之）口内气，鼻出之。去胸中、肺中病也。——
《太清导引养生经·王子乔八神导引法》

◎ 中医怎么说

　　端坐时，身体向上保持竖直，而"平坐"是身
体在水平姿势下的坐姿。"据地"为按压地面的意
思，按压地面的劲力要大，并且在按压地面的劲力
下，促使胸部气机下行，提高肺主肃降的能力。"两
臂覆"为两臂翻转的意思，即两臂向外转动，在转
动的过程中，可以提高"据地"的劲力。"口内气"
是指用口吸气，与《道引·形体牵引篇》中许多用
口吸气的动作要领相同，"鼻出之"则指用鼻子将气
呼出。

第八节 | 强腰健腿

臂拱

难度指数：☆☆☆
强度指数：★★

| 锻炼效果 |

❶ 畅通手臂经络，防治手臂紧张、僵硬、麻木等症状。
❷ 促进全身气血运行，缓解疲劳。

| 功能道理 |

　　向左右方尽力拱两臂，形成手臂环绕而成的圆形，而圆形的姿势更容易促使经络的畅通和气血的运行，进而起到畅通经络、运行气血的作用；外在牵引过程中，闭气可以进一步强化内在气机运行的能力，同时闭气可以促进体内气机运行，消除思虑，调节精神。

| 跟我来练习 | 练习姿势：站立

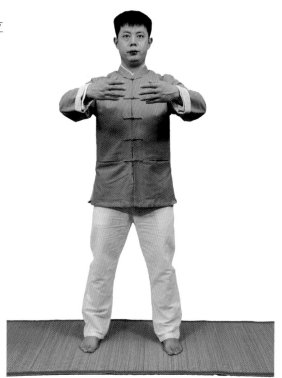

❶ 两手臂在体侧提起，成环抱状。

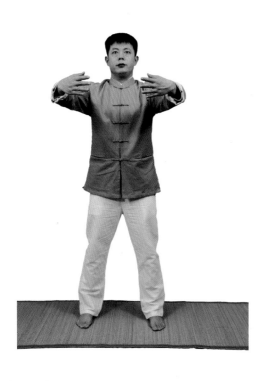

❷ 两臂向左右两侧尽力环拱努力，同时闭气，逐渐到极限。保持闭气，两手臂反复向外做环拱牵引状。（注意事项：两手向两侧用力环拱时自然闭气，不强调吸气或呼气后闭气。劲力由两臂发出，牵引要有圆弧状。）

❸ 放松，返回，自然呼吸，待呼吸平稳。重复练习3~6组。（注意事项：放松时自然吸气或呼气，不强调吸气或呼气放松。）

| 温馨提示 |

　　该动作练习时，意到力到，力到的同时闭气，放松时呼吸顺其自然。

| 指针按摩 |

穴　　位：梁丘穴。

功　　能：缓痉止痛，理气和胃，通经活络，主治胃脘疼痛、肠鸣泄泻、膝关节痛、乳肿痛。

快速取穴：箕坐姿势，下肢用力蹬直，髌骨外上缘上方凹陷正中处即是。

按摩法：箕坐姿势，两手同时点按或揉按穴位5分钟左右，或先按揉左侧穴位，再按揉右侧穴位，以梁丘穴感到略酸胀为宜，手法、劲力、时间相同。

◎ 千年道引

　　左右拱两臂，不息九通。治臂足痛，劳倦，风痹不随。——《巢氏病源候论·风痹候》（据天圣四年宋版校字断句）

◎ 中医怎么说

　　"左右拱两臂"简单一句话，描述了牵引的方向、牵引的路线、牵引的部位三个细节，即用两臂向左右方向，沿着弧形的路线环拱牵引。圆形的形体姿势，有利于畅通气血运行的通道。"不息"为不吸也不呼，为闭气状态。该动作以劲力为主，用力的同时自然配合闭气，因此，不必强调吸气或呼气后闭气，用力的同时自然闭气即可。同样，放松时也不强调呼气或吸气后放松，两手放松时自然呼吸。该动作虽然以两臂用力为主，但对整个身体气血有很大的推动作用，两臂向两侧环拱牵引时，会提高肺主肃降的能力。

抱膝

难度指数：☆☆☆
强度指数：★★

| 锻炼效果 |

❶ 通利髋、膝、踝等关节，防治关节屈伸不利，下肢沉重。

❷ 温和气血，激发阳气，改善头部气血运行，防治头晕、目眩等疾患。

| 功能道理 |

该动作运动的主要部位为腰脚，抱膝触及胸部可以收引筋脉，挤压关节，通过一张一弛的运动变化，促进气血流通，达到通利关节的目的。

| 跟我来练习 | 练习姿势：箕坐

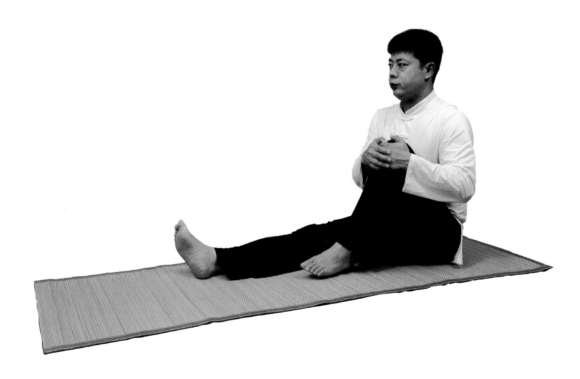

❶ 两手抱住左侧膝头，向胸部牵拉，逐渐抵住胸部。（注意事项：两手抱住膝头，尽可能地触及胸部。）

❷ 保持两手抱膝触及胸部的姿势不变，待逐渐感到疲劳时，放松，重复3~7次，动作相同，方向相反，重复另一侧。

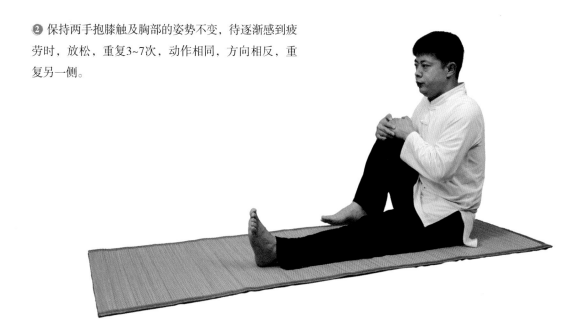

| 温馨提示 |

① 若不能触及胸部，向胸部牵引到极限即可。

② 以两手抱膝，保持膝头贴紧胸部为原则。抱膝时，其他部位自然放松；箕坐姿势抱膝时，在膝头不离开胸部的姿势下，躺下也可以。

| 指针按摩 |

穴　　位：阳辅穴。

功　　能：温经散寒，清热利咽，疏肝散结。主要调理胸胁痛、下肢外侧痛、坐骨神经痛、骨关节酸痛。

快速取穴：外踝尖向上4寸，腓骨前凹陷处。

按 摩 法：箕坐姿势下，用拇指、食指或中指点按、掐按或揉按同侧阳辅穴5分钟左右，点按时，以穴位处有酸胀感为宜。先左再右，或两侧同时操作，手法、劲力、时间相同。

◎ 千年道引

　　两手抱左膝，着膺，除下重，难屈伸。——《外台秘要》。

　　以两手抱右膝，着膺，除风眩。——《巢氏病源候论·风头眩候》（据天圣四年宋版校字断句）

◎ 中医怎么说

　　"膺"为胸膛的意思，"着膺"是指触及胸膛。两手抱住膝向内牵引，逐渐触及胸膛，通过形体的内在挤压实现肌肉筋脉的松紧变化和气血津液的均匀输布。"下重，难屈伸"主要是指由于筋脉受湿寒等外邪入侵造成的下肢沉重和关节屈伸不利现象。"风眩"是指由于气血亏损，同时受到风邪侵扰后，造成的头晕目眩症状。

鸡伸

难度指数：☆☆☆
强度指数：★★★

| 锻炼效果 |

❶ 调理腿部筋脉，对腰胯紧张僵硬、髋部和膝关节麻木疼痛等有调理作用。

❷ 改善踝关节柔韧和劲力，温和脚部气血，防治脚跟疼痛、干裂现象。

| 功能道理 |

　　脚内屈，脚趾上仰的急速努动对大腿后侧形成急速牵引，进而牵拉大腿后侧的筋脉、关节，通过保持牵引姿势，逐渐将腿部老化、僵硬的肌肉和关节进行拉伸梳理；外在形体牵引配合内在的行气，可以畅通足三阳经筋，对背、腰、胯、腿等部位有调理作用。

| **跟我来练习** | 练习姿势：箕坐

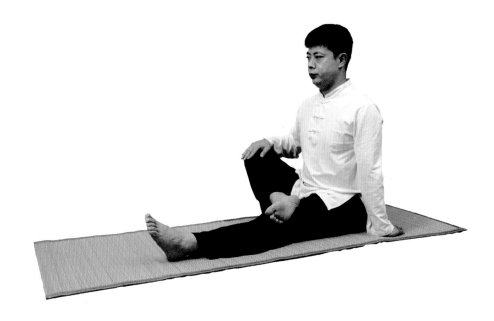

❶ 右腿回屈，将右脚放在左侧大腿上，右手按住右膝，左手掌指向后按住席面。

❷ 左脚上屈，脚趾向上急速仰起，同时，右手向下按压膝头，左手向后尽力撑住席面。保持动作姿势，舒散胸部，以意行气，由两脚后跟向外出气，逐渐达到极限。（注意事项：①舒散胸部的目的在于促使胸部气机下行，以意行气时，不强调行气的具体路线，由脚跟出气即可。②若无行气意识，只强调动作练习即可，但是动作的劲力要明确。）

❸ 放松，返回，重复7~14次。动作相同，次数相同，方向相反，重复另一侧。

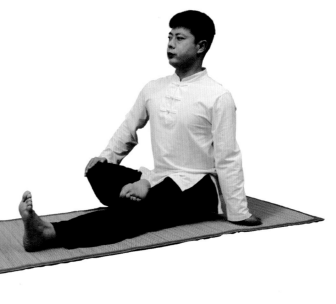

| 温馨提示 |

该动作属于"外导而内引"的练习，外在形体通过按压膝头和仰脚趾形成对腿脚后侧的牵引，属于"外导"，舒散胸部，以意行气，由脚跟向外出气则属于"内引"。

| 指针按摩 |

穴　　位：承山穴。

功　　能：健脾理气，化瘀止血，温经散寒，主治大便不通、痔疮、转筋、筋急痛、坐骨神经痛等症。

快速取穴：两手高举，按在墙壁上，足大趾竖起，小腿后面正中可见一人字纹，其下尖角凹陷处。

按摩法：箕坐姿势，用两手拇指以点按、切按、揉按等方法，同时刺激两侧穴位5分钟左右，或先左侧，再右侧，方法、劲力、时间相同。

◎ 千年道引

一足屈之，足指仰，使急，一足安膝头，散心，两足跟出气向下。一手拓膝头向下急捺，一手向后拓席，一时极势。左右亦然，二七，去膝痹疼急。——《巢氏病源候论·脚气病诸候》（据天圣四年宋版校字断句）

◎ 中医怎么说

"一足屈之"是指一只脚向回内屈。"一足安膝头"是指另一只脚安放在对侧膝头位置。"散心"是指胸部舒展散开，可以起到畅通胸部气血的功能。"两足跟出气向下"属于"以意行气"的方法，即外在牵引的同时，以意行气，促使气机向脚跟运行。"一手拓膝向下急捺……去膝痹疼急"是动作操作的具体描述，指一只手向下按压膝头，另一只手向后拓按席面，逐渐达到极限。该动作具有典型的"外导而内引"的特征。该动作通过对膝关节和胯部进行松紧变化的运动刺激，实现该部位的气血平衡。

支落

难度指数：☆☆☆☆
强度指数：★★★

┃锻炼效果┃

❶ 调和腰部气血平衡，调理腰部疼痛、紧张、僵硬、劳损等症状。
❷ 调理髋部紧张、紧缩及脚痛等。

┃功能道理┃

　　两手向后急速努动，身体向回转动到极限，对腰部、髋部、脚部形成急速的拧转刺激，在一紧一松的运动变化中，对各部位形成急速的牵拉刺激，起到调和气血、舒缓筋脉的作用，进而缓解各部位的紧缩或疼痛症状。

┃跟我来练习┃ 练习姿势：站立

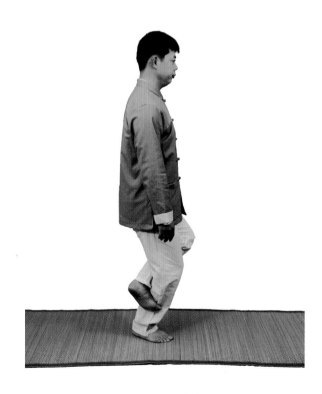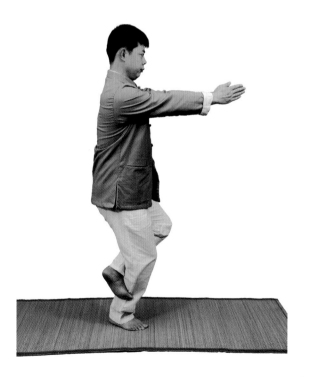

❶ 左脚提起，右腿弯曲，将左脚脚踝贴紧固定在右侧小腿上，两手在胸前并拢。

❷ 控制身体平衡，两手向右后方急速努动，身体和头部同时向后转动到极限。后两手自然返回，身体和头部转正。一去一回为1次，重复7~14次。

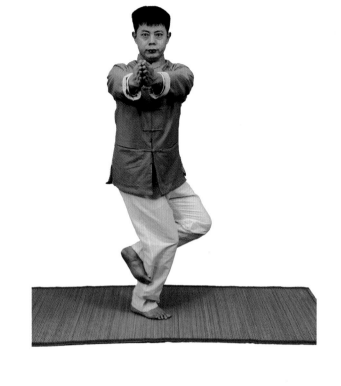

| 温馨提示 |

　　该动作难度较大，要求在单足支撑身体控制平衡的状态下，在两手带动下，急速拧转身体和头部。不能完成动作时，可找人扶住身体维持平衡，使人帮助进行两手臂和身体的转动。从教学经验来看，很多同学很快便学会了该动作，自己可以进行练习。

| 指针按摩 |

穴　　位：三阴交穴。

功　　能：防治脾胃虚弱、不思饮食、四肢不举、小便不利、梦遗失精、手足冷等。

快速取穴：内踝尖上3寸，胫骨内侧缘后方。

按 摩 法：箕坐姿势，用两侧拇指以点按、揉按等方法，同时刺激两侧穴位5分钟左右，或先左侧，再右侧，方法、劲力、时间相同。

◎ 千年道引

　　一足踏地，一足向后，将足解溪安踹上，急努两手，偏相向后，侧身如转，极势，二七。左右亦然。去足疼痛，痹急，腰痛也。——《巢氏病源候论·脚气缓弱候》(据天圣四年宋版校字断句)

◎ 中医怎么说

　　"一足踏地"是指一只脚踩踏住地面，控制身体平衡。据《玉篇》记载，"踹"指足跟，"踹上"是指小腿后侧位置。"急努两手"是指两手主动向后急速地努力摆动，与此同时，头面部侧转向后，即"偏相向后"。在两手带动下，身体和头面部向后转动到极限后返回，恰似门的转动，一去一来，富有弹性，充满劲力。

抱膝仰头

难度指数：☆ ☆ ☆
强度指数：★ ★

| 锻炼效果 |

温和膝关节气血，防治膝关节冰冷现象。

| 功能道理 |

两手用力向后牵引膝头，对膝头形成有力的按摩刺激，起到温和气血的作用。头部向后振摇，对腰背部形成挤压刺激，进而温和腰背气血，激发肾脏功能。对膝头的按摩刺激属于对局部的调理，头向后振摇挤压刺激腰背属于整体的调理，从标本两方面来调理膝关节冰凉或感受风湿等的症状。

| **跟我来练习** | 练习姿势：箕踞坐

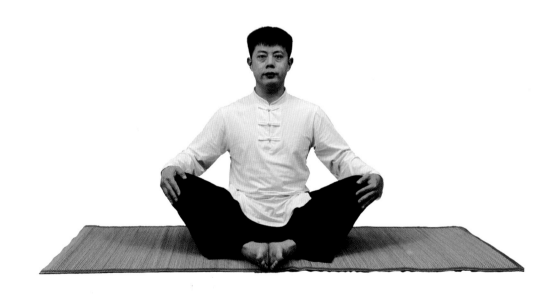

❶ 调节两脚与臀部保持舒适的距离，两手抱住两膝头。

❷ 两手向回尽力牵引膝头，逐渐达到极限，同时，头向后仰起。

❸ 两手放松，头部返回，一后一前为1次，重复练习14~49次。

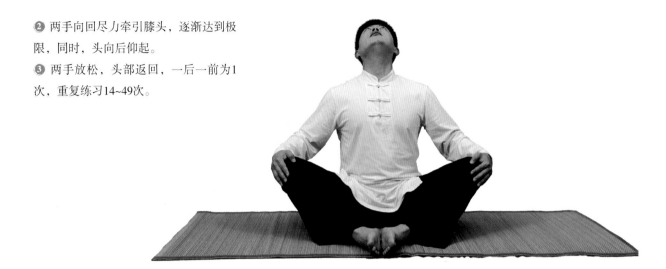

| 温馨提示 |

　　两手向内牵拉膝头到极限，头部向后振摇的动作要协调，一去一来的动作往复要富有韵律。在教学中发现，学员练习该动作时，两脚和臀部的距离很关键，距离过大或过小，都不利于两手牵引劲力的发挥。因此，在练习时，反复调整两脚和臀部的距离，以两手能够充分用力为原则。

| 指针按摩 |

鹤顶穴

穴　　位：鹤顶穴。

功　　能：活血止痛，通利关节，舒筋活络，主治膝关节痛、下肢无力、脑血管病后遗症等。

快速取穴：膝部正中骨头上缘正中凹陷处即是。

按 摩 法：箕坐姿势，两侧拇指运用点按、揉按等方法同时刺激两侧穴位5分钟左右，或先按摩左侧，再按摩右侧，方法、劲力、时间相同。

◎ 千年道引

　　两手抱两膝，极势，来去摇之，七七，仰头向后，去膝冷。——《巢氏病源候论·虚劳膝冷候》(据天圣四年宋版校字断句)

◎ 中医怎么说

　　"两手抱两膝，极势"是指两手抱住膝头向回牵引到极限，在此过程中，头部向后仰起。抱膝仰头时劲力运用要充分，身体处于紧张状态，放松返回时，身体要充分放松下来。该动作主要针对膝关节进行按摩牵引刺激，对膝关节感受风湿而引起的各类膝关节症状均有调理效果。

仰头却背

难度指数：☆☆
强度指数：★★★

锻炼效果

❶ 调理肩部肌肉紧张、僵硬，促进脊背部的气血运行。
❷ 活跃腰部气血，按摩肾脏，激发肾脏功能。

功能道理

头部、项部、肩部、背部向下、向后弯曲，可以挤压刺激脊背部的肌肉、关节、骨骼、韧带，调和脊背部气血。腰部的左右挪动可以活跃腰部气血，按摩肾脏，激发肾脏功能；对脊背的按揉刺激，可以调和脊背部的气血运行。

跟我来练习 | 练习姿势：站立

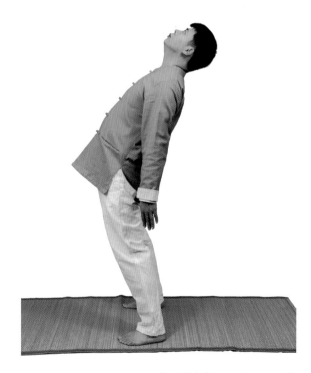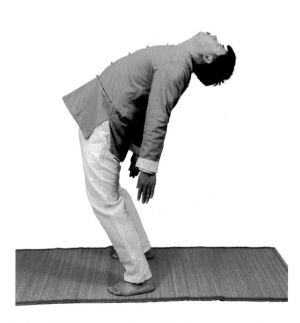

❶ 两手下纵，头部向后慢慢后仰，控制躯干稳定，两手向下逐渐到达膝头位置。（注意事项：①两手下纵时要保持两腿伸直。②若不能到达膝头，两手下纵到极限即可。）

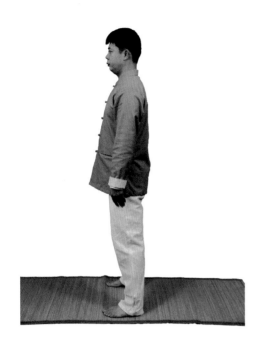

❷ 头部向上，躯干缓缓转正，返回站立姿势。一下一上为1次，重复7~21次。

| 说 明 |

《道引·形体牵引篇》中"抑头却背"的技术开发系依据《诸病源候论》近代版本作为参照，近代有版本记载："立，抑头却背，一时极势，手向下至膝头……渐去背脊、臂膊、腰冷不和。"后经考证天圣四年（公元1026年）《巢氏病源候论》版本，及《四库全书》中的文稿收录，均记载为："立，仰头却背，一时极势，手向下至膝头……渐去背脊、臂膊、腰冷不和。"同时，通过与近代相关导引套路练习对比，以及结合在教学和训练中收到的广泛反馈，特更正《道引·形体牵引篇》中的"抑头却背"技术，修改为本书中"仰头却背"。特此说明。

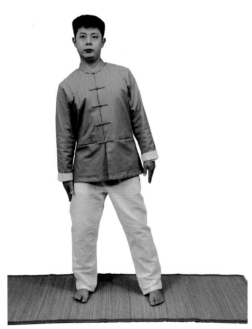

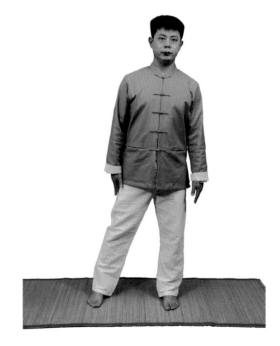

❸ 调节身体端正，两手向下放纵伸展，固定腰部。腰部先向左，再向右挪动，一左一右为1次，挪动14次。（注意事项：体会腰部的左右挪动，不要挪胸或挪臀。）

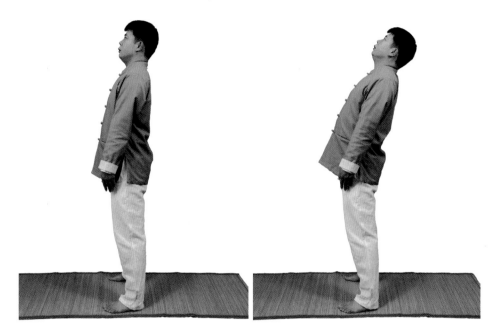

❹ 返回站立姿势，躯干后仰，借力上下揉按脊背7次。

┃ 指针按摩 ┃

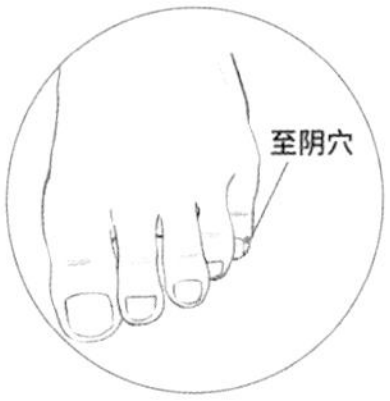

穴　　位：至阴穴。

功　　能：主治鼻塞头重、风寒从足小趾起、胸胁痛无定处、转筋、小便不利、目痛。

快速取穴：足小趾外侧，距离指甲如韭叶宽。

按 摩 法：箕坐姿势，拇指或食指指甲运用掐按、掐揉等方法同时刺激两侧穴位5分钟左右，或先按摩左侧，再按摩右侧，方法、劲力、时间相同。

（图中标注：至阴穴）

◎ 千年道引

仰头却背，一时极势，手向下至膝头，直腰面身正还上，来去三七。始正身，纵手向下，左右动腰，二七。上下挽背脊，七。渐去背脊、臂膊、腰冷不和。——《巢氏病源候论·风虚劳候》（据天圣四年宋版校字断句）

◎ 中医怎么说

"仰头却背"指头部的后仰以及背部的向后弯曲运动。"一时极势"是运动的强度要达到极限，同时运动速度要缓慢。"手向下至膝头"是运动的标准，以两手向下达到膝头位置为标准。"始正身，纵手向下"指意识操控身体端正，两手向下放松延长，进而充分固定腰部。"左右动腰"是该动作的难点，并非简单的转动或移动，而是挪动，倘若运动准确，会有对腰的发现和体验，非常微妙、舒适。"上下挽背脊"是身体通过后仰来揉按脊背的肌肉、关节，调和气血平衡。

第九节 | 脏腑调和

蜀王乔

| 锻炼效果 |

❶ 畅激发脏腑功能，调节气血平衡。

❷ 对胁下各类肿瘤有较好的预防效果。

| 功能道理 |

伸腰，身体直上，两手上仰，两臂两侧展开可以畅通肝经，在此过程中，自然吸气，可以促进胁肋部的气血运行，具行气活血的效果，对胁下血行不畅等导致的症状起到调理作用。闭气在于强化气血运行能力。

| 文化小典故 |

古称积聚的症状与现代的肿瘤类似，《黄帝内经·素问·奇病论》指出："积为导引服药，药不能独治也。"唐·王冰在《重广补注黄帝内经素问》中记载："积为导引，使气流行，久以药攻，内消病灶，则可矣。"指出类似于肿瘤之类的疾病需要采用道引和药物相结合的方法，单独靠药物难以治愈。

难度指数：☆☆☆
强度指数：★★★

| 跟我来练习 | 练习姿势：端坐

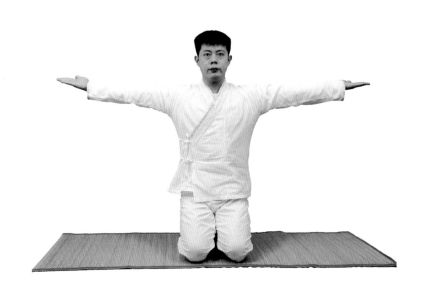

❶ 伸展腰部，身体垂直向上升起，两臂由身体两侧向外展开，两手仰起，掌心向上，运动过程用鼻子吸气。（注意事项：身体向上时，要垂直向上升起，对"直上"要有所体悟。）

❷ 保持动作姿势，闭气，逐渐达到极限。

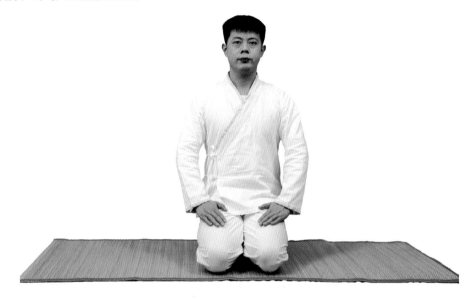

❸ 放松，两手下落，返回到大腿上，自然呼气。调节气息平稳，重复练习7次。

| 温馨提示 |

保持动作姿势时，要注意保持形体姿势略微紧张。

| 指针按摩 |

穴　　位：章门穴。

功　　能：温运脾阳，温经散寒，理
　　　　　气散结，主治消化不良、
　　　　　烦热、吐逆、腰痛、四肢
　　　　　懈惰、无力。

快速取穴：侧卧，上脚上屈，下脚下伸，举上臂，脐上2
　　　　　寸，两旁6寸。或屈肘，肘尖尽处即是。

按 摩 法：站立或仰卧姿势，四指在后，拇指或中指同时
　　　　　点按、揉按两侧穴位5分钟左右。

章门穴

◎ 千年道引

端坐，生腰，直上，展两臂，仰两手掌，以
鼻内气，闭之自极，七息，名曰蜀王乔，除胁下积
聚。——《巢氏病源候论·积聚病诸候》(据天圣四
年宋版校字断句)

◎ 中医怎么说

"直上"是指在"端坐，生腰"时身体垂直上
起，该动作练习起来相对困难，体验较为微妙，练
习时需要有足够向上的运动空间，如被垂直拉起来，
毫无偏斜。"展两臂"指两臂向两侧展开，同时两手
掌向上仰起。动作过程中，用鼻子吸气，随之保持
动作，闭气到极限。相对于其他闭气的动作，该动
作强调吸气后闭气，这在道引技术中较为独特。

引肺经

┃锻炼效果┃

❶ 畅通肺经，改善肺脏功能，补益血气。

❷ 改善视力，促进头部血液循环。

❸ 增加腿部力量，改善髋关节、膝关节、踝关节的灵活性。

┃功能道理┃

单脚支撑，运用屈膝的方法按压小腿，对平衡、劲力以及髋关节、膝关节、踝关节的灵活性等身体素质可以起到锻炼作用；小腿向上缓慢伸展，配合吸气，在此基础上，以意行气，畅通肺经，同时达到引肺中邪气外出的效果；五脏六腑阴阳精气，皆上注于目，练习该动作畅通肺经，补益血气，祛除风邪，进而达到明目的功效。

┃文化小典故┃

《养生方》云："饱食而坐，不行步，有所作务，不但无益，乃使人得积聚不消之病，及手足痹，面目梨。"

难度指数：☆☆☆☆

强度指数：★★★

┃跟我来练习┃练习姿势：站立

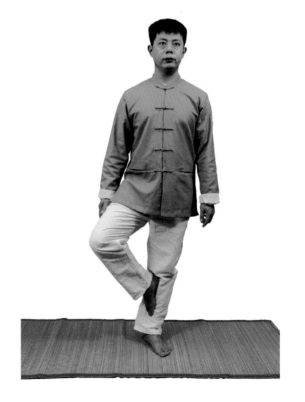

❶ 右脚提起，置于左侧小腿骨位置，两手自然下垂。

❷ 吸气，左小腿努力伸直，身体向上，右膝内屈，右脚
向内用力按压左侧小腿骨，同时意识沿肺经以意行气，
畅通肺经。（注意事项：意识循行难以掌握时，可以依次
意守中府、云门、尺泽、太渊、少商等穴位。）

❸ 呼气，放松。一吸一呼为1次，重复练习5次。

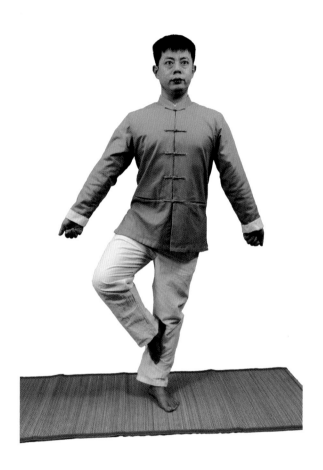

｜温馨提示｜

　　左小腿向上努力伸直时，要向上慢慢延展左侧小腿，
感觉像不断向上伸展的大树。该动作与引脾经动作相似，
内引的经络不同，练习者需熟知肺经的循行路线。

｜指针按摩｜

穴　　位：尺泽穴。

功　　能：清热和胃，通络止痛，止
　　　　　咳平喘，主治咳嗽、气喘、
　　　　　胸部胀满、热病、咽喉肿
　　　　　痛、呕吐等。

快速取穴：屈肘，与肘横纹相平，大筋外侧的筋骨缝隙凹
　　　　　陷中。

按 摩 法：取箕坐或仰卧位（枕头高50厘米左右）等舒适
　　　　　姿势，先左再右，拇指点按、揉按对侧穴位5分
　　　　　钟左右，方法、劲力、时间相同。

◎ 千年道引

　　伸左胫，屈右膝，内压之，五息止。引肺，去
风虚，令人目明。依经为之，引肺中气，去风虚病，
令人目明，夜中见色，与昼无异。——《巢氏病源
候论·目暗不明候》（据天圣四年宋版校字断句）

◎ 中医怎么说

　　与引脾经动作类似，"伸左胫"时，胫骨很难
向上伸展，不容易找到体验感，此处需要用意操控，
做到劲力由小腿发出，向上慢慢伸展、拔长。"屈右
膝"时需要劲力由膝而发，进而用脚内压"胫骨"。
动作过程自然吸气，练习5次。"依经为之，引肺中
气。"是对"引肺"操作的进一步说明，指需要沿
着肺经进行，将肺中的邪气向外引，最终由少商穴
引出体外。由于五脏六腑阴阳精气皆注于目的缘故，
该动作可以通过激发脏腑功能，补益血气，祛除外
邪，进而达到"明目"的效果。

鸟伸

难度指数：☆☆☆
强度指数：★★★★

| 锻炼效果 |

❶ 温和畅通手臂、腿部、脚部的气血，防治膝关节冷、脚疼。
❷ 激发肾脏功能，通利腰、胯、膝、踝关节。

| 功能道理 |

　　两手抓住右脚尽力牵引，脚向下蹬踏，形成静力性对抗刺激，可以温和畅通手臂、腿部、脚部的气血，防治膝关节冷、脚疼现象；"肾主腿脚"，髋、膝、腿的运动刺激可以反作用于肾脏，提高肾脏功能；另外，练习过程中配合行气，起到祛除肾内寒邪的作用。

| 跟我来练习 | 练习姿势：箕坐

❶ 提起精神，两手撑住席面，上体端正。

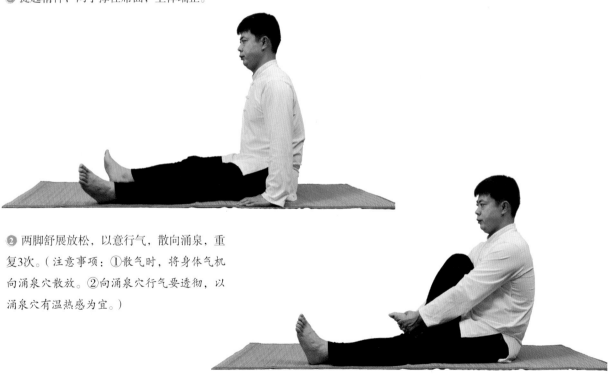

❷ 两脚舒展放松，以意行气，散向涌泉，重复3次。（注意事项：①散气时，将身体气机向涌泉穴散放。②向涌泉穴行气要透彻，以涌泉穴有温热感为宜。）

❸ 右脚收回，向内卷曲，两手抓住右脚涌泉穴位置。

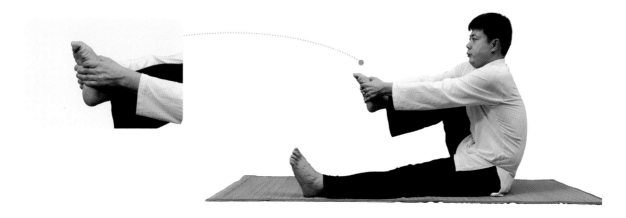

④ 两手向回牵拉右脚，右脚尽力下踏，对抗争力，逐渐达到定势姿势，动作过程中，继续以意行气，散向涌泉穴。一收一放为1次，重复7~21次。（注意事项：行气次数与动作练习次数相同，且行气要透彻。）

⑤ 右脚展开，右腿前伸，自由放松。

| 温馨提示 |

行气若无体悟时，可强化手脚对抗争力的练习，练习时可逐渐加大"手挽足踏"的劲力，恰如日常生活中搬重物时，搬不动时可能会努力、憋气，进而用意。

| 指针按摩 |

穴　　位：然谷穴。

功　　能：主治小腹胀、糖尿病、盗汗、遗精、月经不调等。

快速取穴：箕坐，由足内踝尖向前下摸至大骨，大骨下凹陷处即为此穴。

按 摩 法：箕坐姿势，先左再右，拇指或食指用点按、揉按或掐按法刺激穴位5分钟左右。

然谷穴

◎ 千年道引

舒两足坐，散气向涌泉，可三通，气彻到。始收右足屈捲，将两手急捉脚涌泉，挽，足踏手挽，一时取势，手足用力，逆气向下，三七，不失气之行度。数寻，去肾内冷气，膝冷脚疼。——《巢氏病源候论·虚劳病诸候》

◎ 中医怎么说

"舒两足"时注意"舒"字的意境，要求两脚放松，舒展，属于形体调理手段。"散气向涌泉"即为行气法，是在箕坐姿势下，向涌泉行气三遍。"气彻到"则是对行气的要求，即行气要透彻，行气过程要意气相随，与后面提到的"不失气之行度"要求相同。随后，将右脚内屈、尽力内卷后，两手向回急速牵引涌泉穴，随着两手向回牵引，右脚蹬踏两手，形成对抗争力状态，并且逐渐形成定势。在对抗争力的过程中，需要以意行气，将肾内冷气向脚底散放。练习过程中，不要急于求成，若对行气尚无体验，先练习外在动作技术，逐渐体悟用力到用意的过渡。

荡涤脏腑

难度指数：☆☆☆☆
强度指数：★★★

锻炼效果

❶ 激发脏腑功能，荡涤五脏，滋润六腑。
❷ 提高免疫力，对脏腑多种疾患有防治效果。

功能道理

　　清晨练习时，精神安宁，清净，不易受到杂念的影响；同时，近清晨时，肺经得令，肺气正盛，此时练习，可加强肺主气机的功能。该动作以腹部的鼓荡运动为主，以四肢运动相配合，可以充分运动内在脏腑，激发脏腑潜能，利于脏腑气血津液的均匀分布。

跟我来练习 | 练习姿势：偃卧

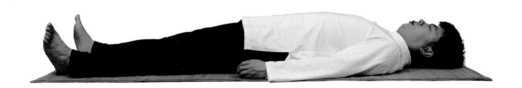

❶ 两手放松，小腿和两手臂缓缓伸展，眼睛和嘴巴轻闭。随着动作伸展，自然闭气。[注意事项：该步骤以形体调节为主，其中两脚伸展时与引脾（肺）经时两小腿的动作近似，以意伸展形体。]

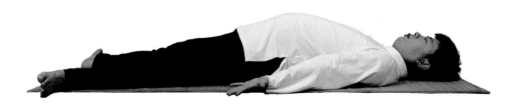

❷ 保持闭气，同时腹部向上胀起，两脚随之向外展动。（注意事项：本质是两脚向外胀动，即腹部胀动后，内气下行，带动两脚展动。）

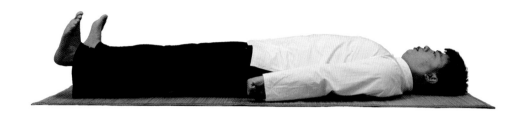

❸ 闭气逐渐到极限，同时腹部向内回收，两脚向上仰起，同时两手握拳翻转。（注意事项：腹部、两脚、两手的运动要同步，属于一股整劲。）

❹ 放松，返回，自然呼吸。待气息平稳后，进行下一次练习。重复3~9次。

温馨提示

① 练习该动作时形体要保持放松，精神要安静，练习过程中顺其自然。

② 依据春、夏、秋、冬四季分别按3、5、7、9的次数练习。

③ 该动作在临近清晨（4:30~5:30）的时候练习效果最佳。

指针按摩

穴　　位：神阙穴。

功　　能：主治腹中虚冷，脏腑虚弱，泻痢不止、肠鸣如流水声。

快速取穴：肚脐中。

按摩法：仰卧，用拇指或食指以揉按、推按、点按、摩按等方法刺激穴位5分钟左右，以腹部有舒适感为宜。

神阙穴

◎ 千年道引

向晨，去枕，正偃卧，伸臂胫，瞑目。闭口无息，极，胀腹、两足，再息顷间，吸腹，仰两足，倍拳，欲自微息定，复为之。春三，夏五，秋七，东九。荡涤脏腑，浸润六腑，所病皆愈。——《巢氏病源候论·咳嗽病诸候》（据天圣四年宋版校字断句）

◎ 中医怎么说

"向晨"为临近清晨的时候，"去枕"为去掉枕头，指临近清晨时去掉枕头进行练习。练习动作之前，先调理形体姿势端正，即"正偃卧"。"伸臂胫"时注意向下伸展两手臂和两小腿，将四肢进行延长性的牵引，同时，微微闭上眼睛。"闭口无息"中"无"为通假字，通"勿"，即闭气。"极"为到达极限，指闭气逐渐到达极限。在闭气到达极限后，紧随进行动作练习。"胀腹、两足"此处指鼓起腹部和两足，两足外胀是在腹部鼓起后，气机下行，带动两脚向外胀动，较难理解。"再息顷间"指进行下一次呼吸锻炼之间，即保持闭气，继续练习后续动作。"吸腹，仰两足，倍拳"指三个动作，分别是，腹部内收，两脚仰起，两手握拳翻转。"欲自微息定，复为之"指等气息自然平稳之后，进行下一次练习。

破癥瘕

难度指数：☆☆☆
强度指数：★★

| 锻炼效果 |

温和气血，流通气血，培补正气，提升免疫力。

| 功能道理 |

该方法运用腹式呼吸方法，在腹式呼吸的作用下，腹部的外张与内收运动可以按摩刺激肠胃，改善消化吸收，提升免疫力。同时，在注意力关注腹部的状态下，可以收到与站桩异曲同工的效果，尤其腹部产生热感，对于流通气血、培补正气有非常好的效果。

| 跟我来练习 | 练习姿势：偃卧

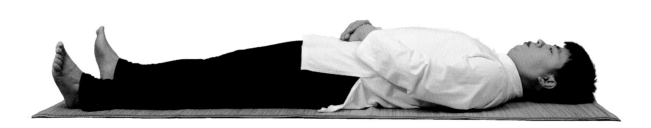

❶ 保持偃卧姿势，两手相叠，抚按于小腹部。（注意事项：男士左手在里，女士右手在里。）

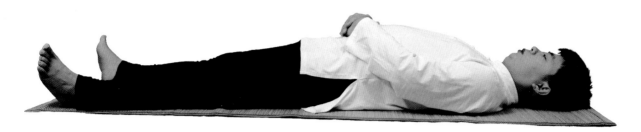

❷ 进行腹式呼吸练习，体验腹式呼吸时小腹部的外张与内收。

❸ 持续腹式呼吸的练习，待感到疲倦或腹部产生热感时，停止练习。

❹ 自然呼吸，随意放松。

| 温馨提示 |

　　腹式呼吸的要求：吸气时腹部微微外张，会阴放松，呼气时腹部微微内收，会阴上提。

| 指针按摩 |

穴　　位：关元穴。

功　　能：主治身心虚劳、腹中受寒、失精白浊、小便不通、小便黄赤、月经不调。

关元穴

快速取穴：脐下3寸。

按 摩 法：仰卧，用拇指或食指以揉按、推按、点按、摩按等方法刺激穴位5分钟左右，以穴位有温热感为宜。

◎ 千年道引

　　腹有积聚者，张吸其腹，热乃止，癥瘕散破，即愈矣。——《巢氏病源候论·积聚病诸候》(据天圣四年宋版校字断句)

◎ 中医怎么说

　　"癥瘕积聚"属于中医症状术语，类似于现代肿瘤范畴。"张吸"此处指腹部的外张与内收运动。"热乃止"是该方法练习的强度，即腹部感到有热感时停止练习。结合该方法的练习姿势与运动部位，可以在腹式呼吸的练习时，进行"张吸"腹部的练习，会有更好的效果。该方法虽然在偃卧姿势下进行练习，但其与站桩练习异曲同工，起到激发元气、培补正气、行气活血的效果。

通彻涌泉

锻炼效果

❶ 激发肾脏功能，温和气血，对风寒膝冷、脚酸、腿弱等症状起到调理作用。
❷ 调理脊背，畅通脏腑腧穴，调和脏腑功能。

功能道理

对腰部的按摩刺激，可以刺激腰部命门、肾俞、志室等穴位，起到激发肾脏功能的作用；"动则阳气生"，腰部的前后振摇可以激发肾阳，温和肾脏气血；头部的两侧和上下振动摇摆，则可以调动"诸阳之首"，温和头部气血，畅通阳经；肩部上提，身体后仰，揉按脊背则对脊背的脏腑腧穴起到按摩刺激，进而激发脏腑功能，振奋阳气，祛除寒邪。

文化小典故

中医认为饮食失节、形体劳累、情志伤害都可以造成脾胃功能的失常，进而伤害元气，影响身体的整体功能，尤其大喜、愤怒、悲伤、忧虑和恐惧被称作"五贼"，因此，学会控制情绪，不以物喜，不以己悲，保持平和心态才是远离"五贼"的大道。

难度指数：☆☆☆
强度指数：★★★

┃ 跟我来练习 ┃ 练习姿势：站立

❶ 两手握住腰部，拇指朝前，四指朝后。

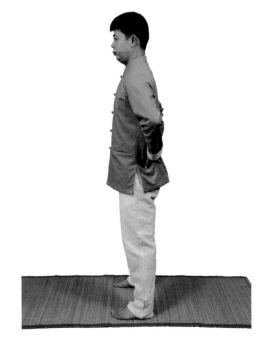

❷ 两手向下以中度力按摩腰部7~21次，按摩过程中调节身体端正，同时身体轻微上纵，在按摩和上纵的身体调整下，促使体内气机下行。（注意事项：①两手向下对腰部的按摩要全面，劲力要持续、渐进且富有渗透性。②按摩腰部，调节身体端正，身体轻微上纵，这三个动作要富有整体性和联系性。③行气向下是在外在动作带动下自然产生，练习时注意体悟。）

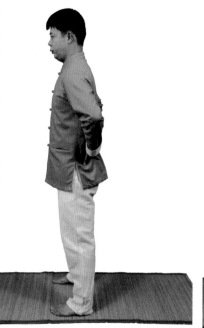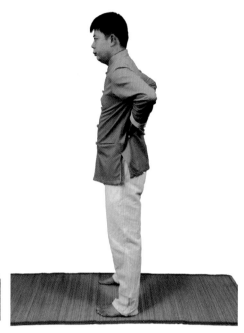

❸ 腰部先向前再向后振摇49次。

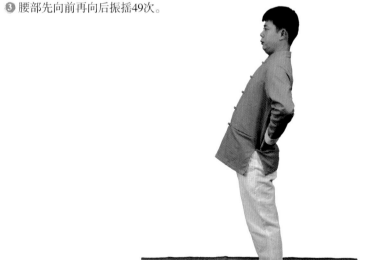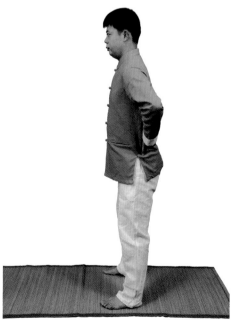

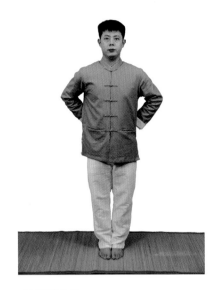

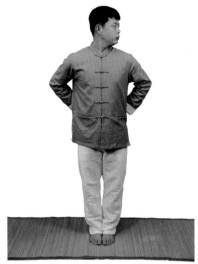

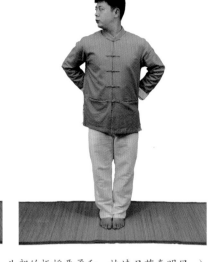

❹ 两脚并拢。

❺ 头先左后右振摇14次。（注意事项：头部的振摇要柔和、快速且节奏明显。）

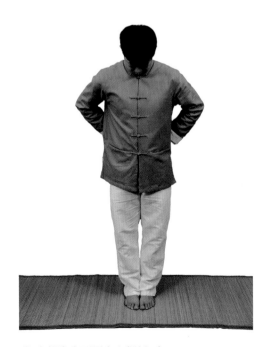

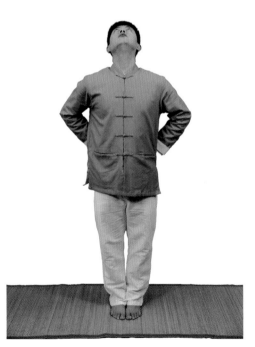

❻ 头部先向下再向上振摇7次。

❼ 咽部向下缩，肩部向上提起，身体后仰，借力揉按脊背，后返回。重复练习7次，在身体运动调理过程中，以意行气，促使脏腑气机下行到涌泉。（注意事项：做外在动作的同时，配合内在的以意行气，"外导内引"配合要自然。）

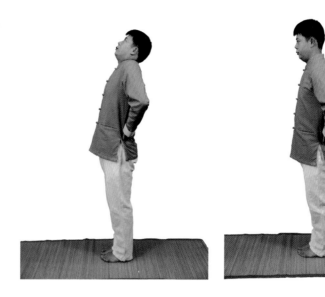

｜指针按摩｜

涌泉穴

穴　　位：涌泉穴。

功　　能：补脾益肾，镇惊息风，疏肝理气，防治癫痫、头痛、咳嗽、咽喉肿痛、失眠、子宫下垂、低血压。

快速取穴：卷足屈趾，足心凹陷白肉际，按压有酸痛感处即是。

按 摩 法：箕坐，两手拇指同时点按或揉按涌泉穴5分钟左右，以穴位酸胀为佳。若手上无力，可两手拇指叠按加力，先按摩左侧涌泉穴，后按右侧涌泉穴，手法、劲力、时间相同。

◎ 千年道引

立，两手搦腰遍，使身正放纵，气下使得所。前后振摇七七，足并，头两向振摇二七，头上下摇之七。缩咽举两膊，仰柔脊，冷气散，令脏腑气向涌泉通彻。——《巢氏病源候论·虚劳病诸候》（据天圣四年宋版校字断句）

◎ 中医怎么说

"立"意为站立，指在站立下进行动作练习。"两手搦腰遍"指两手多次拿捏或按摩腰部，具有典型的自我按摩的特点。"使身正放纵"指在前述按摩的同时，主动调身，令身体端正，向上放纵伸展。外在形体向上的放纵调理，目的是"气下使得所"，即外在形体向上放纵牵引，内在气机向下"以意行气"。调身之后再通过形体运动活跃气血，疏通经络。首先是腰部的"前后振摇"49次，之后转为"足并"的姿势下，头左右"振摇"14次，上下"振摇"7次。最后，通过"缩咽举两膊"和"仰揉脊"的方法来温和气血，畅通气机，通经活络。

伸臂直脚

难度指数：☆☆☆
强度指数：★★

| 锻炼效果 |

❶ 激发肝胆功能，畅通肝胆经络，活跃胁部气血。
❷ 排除心肺浊气。
❸ 通利关节，疏通筋脉。

| 功能道理 |

中医认为"左肝右肺"，而"胁为肝之区"，因此"左胁侧卧"可以直接刺激肝区，提高"肝主疏泄"的能力；肺气通于鼻、口通于胃，以口吸气，以鼻呼气可以排泄心肺浊气，进而起到排除外邪的作用；手臂和两脚的反复屈伸运动，可以起到通利关节、疏通筋脉的作用。

| 跟我来练习 | 练习姿势：左侧卧

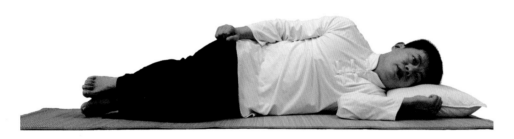

❶ 调节形体姿势，将左胁部充分贴靠在席面上。（注意事项：姿势要正确，自然，身体不要过于僵硬。）

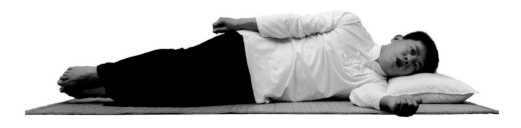

❷ 右臂向下，左臂向前自然伸展，两脚向下伸展挺直，随动作进行，张口吸气。

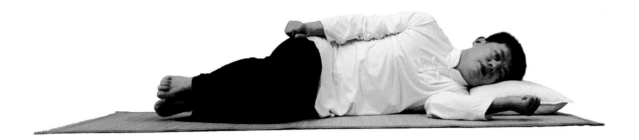

❸ 两臂内收，两脚回屈，嘴巴闭拢，用鼻子将气呼出。一伸一屈为1次，周而复始，反复进行，直到略感疲倦。（注意事项：①臂部和脚部的伸缩运动要明显，但不必达到极限。②注意动作体验，通过动作的反复进行，体会"周而复始"的练习意境。）

| 温馨提示 |

① 动作练习要圆活连贯，柔和均匀。

② 该动作两臂伸展，两脚向下伸展会带动两手和两腿、胯、腰略微伸展，再返回到侧卧蜷缩姿势，成圆形运动轨迹，练习时，需静心体悟圆形运动周而复始中带来的身心奇妙和舒适体验。

| 指针按摩 |

穴　　位：外关穴。

功　　能：主治耳聋，手指痛，手臂屈伸不利。

快速取穴：腕后2寸，两骨之间缝隙。

按 摩 法：箕坐或坐在椅子上，拇指先左再右点按、揉按或掐按外关穴5分钟左右，方法、劲力、时间相同。

◎ 千年道引

左胁侧卧，伸臂直脚，以口内气，鼻吐之，周而复始，除积聚，心下不便。——《巢氏病源候论·积聚病诸候》（据天圣四年宋版校字断句）

◎ 中医怎么说

"左胁侧卧"是指左侧胁部贴住席面卧倒的姿势，"伸臂直脚"属于外在的形体运动，即两臂的伸展和两脚的伸直，该环节练习过程中，要注意通过两臂和两脚的伸展，带动两腿、两胯、腰、背、肩的展开，同时，运动要带有圆弧形。"以口内气，鼻吐之"是指口吸鼻呼的呼吸方式，在道引练习中较为常见。"周而复始"描述了动作要反复进行，该词用得极为巧妙，蕴含中华传统文化，反复练习过程中，对周而复始的文化内涵有非常奇妙的体验，恰如太阳的运转，循环无端，反复运行。

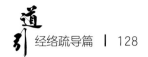

消痰饮

难度指数：☆☆☆
强度指数：★★

| 锻炼效果 |

畅通胁肋部气血运行，提高机体代谢能力，对胸胁胀满、水谷不消等有较好防治效果。

| 功能道理 |

中医认为"胁为肝胆之区也"，指出胁部和肝胆的联系异常密切。侧卧姿势下，借助身体重力对胁部进行的挤压刺激，可以起到调理肝胆的作用，可以促进体内的气血运行与水液代谢，舒通血脉，消磨水谷，进而对由于水液代谢失常导致的"痰饮"症状起到调理作用。

| 跟我来练习 | 练习姿势：左/右侧卧

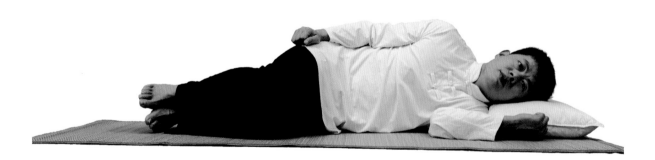

❶ 调节形体姿势，将左胁部充分贴靠在席面上。（注意事项：姿势要正确，自然，身体不要过于僵硬。）

❷ 自然闭气，左胁部向下尽力贴紧席面，借力挤压左侧胁部。待闭气逐渐到极限，自然调息，待气息平稳后，继续练习，重复练习3~12次。

❸ 转为右胁侧卧，动作方法相同。重复练习3~12次。（注意事项：体会用胁部自然挤压席面的体验，挤压时，胁部往往有舒适感。）

| 温馨提示 |

该方法可以在床上练习，或在胁部下方铺垫柔软的毯子，将胁部垫高，以便在胁部向下挤压时，产生更好的刺激效果。

| 指针按摩 |

穴　　位：环跳穴。

功　　能：主治风湿痹症、风疹遍身、半身不遂、腰胯痛。

快速取穴：髀枢（股骨大转子部位，股部外侧上方）中，侧卧取穴，伸下足，屈上足，以上面手摸穴，向左震撼摇动穴位选取。（依《针灸大成》取穴）

按摩法：侧卧姿势，选准穴位后，以拇指或中指点按、揉按穴位5分钟左右。先左再右，手法、劲力、时间相同。

◎ 千年道引

左右侧卧，不息十二通。治痰饮不消。右有饮病，右侧卧。左有饮病，左侧卧。又有不消，气排之。左右各十有二息，治痰饮也。——《巢氏病源候论·痰饮病诸候》(据天圣四年宋版校字断句)

◎ 中医怎么说

该方法原文记载较为简单，需要综合众多道引方法，抽象出内在的运动规律，再应用到该方法中。"左右侧卧"即在左右侧卧的姿势下进行练习。传统养生学指出：一吸一呼为一"息"，"不息"即不吸气，也不呼气，即在闭气的状态下完成。结合道引姿势的要求，可以推断出侧卧时，需要借助挤压席面，对胁部进行挤压按摩刺激。"痰饮"是中医学证候名称，指由于外感六淫、饮食失节、七情内伤等因素造成的脏腑气化功能失常，进而产生的"痰饮"现象。

坐足跟

难度指数：☆☆☆
强度指数：★★★★

| 锻炼效果 |

❶ 畅通四肢筋脉，改善肩背、腰胯、腿脚的柔韧性。

❷ 改善脾脏功能，促进消化吸收功能。

❸ 改善肾脏功能，对腰膝冰凉症状起到康复作用。

| 功能道理 |

　　该动作以四肢运动为主，而"脾主四肢"，因此，四肢的同时牵引调理，既可以通利四肢关节，疏通四肢筋脉，又可以反作用于脾脏，激发脾脏功能，改善消化和吸收功能；牵引过程中，对腰胯、腿脚等形成牵引或按压刺激，而"肾主腿脚"，进而对激发肾脏功能、温和气血、提高腰胯、腿脚的活动能力产生作用。

| 跟我来练习 | 练习姿势：蹲坐

❶ 调节姿势，两脚掌踩住席面，两膝向两侧打开，两手置于两膝头上。

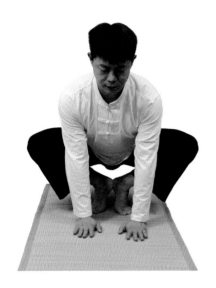
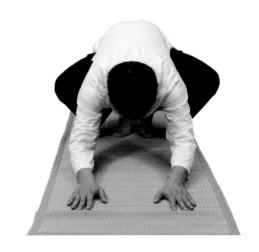

❷ 臀部下坐，两膝外展，两脚掌并拢挤压，两脚趾尽力抵住席面，同时，两手连同身体沿席面向前慢慢牵引。（注意事项：臀部、两膝、两脚和身体的动作要有意进行，并且可控。）

❸ 保持两脚趾抵住席面，两手向前逐渐到达极限。

❹ 两膝、两脚、两手放松，返回。稍作调整后，继续练习，一前一后为1遍，练习7~14遍。

| 指针按摩 |

曲泉穴

穴　位：曲泉穴。

功　能：理气止痛，
交通心肾，
滋精固涩，
主治四肢无力、房劳失精、前阴各类疾患。

快速取穴：坐在椅子上，屈膝，膝关节内侧横纹端，按压内陷处即是。

按摩法：箕坐或坐在椅子上，用两手拇指同时点按、揉按或推按两侧曲泉穴5分钟左右，或先左再右，方法、劲力、时间相同。

◎ 千年道引

两足指向下拄席，两涌泉相拓。坐两足跟头，两膝头外扒，手身前，向下，尽势，七通。去劳损阴疼，膝冷，脾瘦肾干。——《巢氏病源候论·虚劳病诸候》（据天圣四年宋版校字断句）

◎ 中医怎么说

"两足指向下拄席"是指用两脚十趾向下，抵拄席面，承受全身重量。"两涌泉相拓"，即两足掌合拢，向内挤压。"坐两足跟头，两膝头外扒，手身前，向下"描述了三个动作，即臀部向下，两膝外展，同时两手连同身体向前、向下牵引。该动作可以开合下焦，补肾纳气。"尽势，七通"在于向前逐渐牵引到极限，反复练习7遍。该动作以四肢运动为主，松紧结合，发动阳气，活动筋骨气血，所以对劳损、阴疼、膝冷等症状起到调理作用。教学中发现，该动作难度较大，练习时注意循序渐进，开始练习时可以脚掌拄席，两膝外展的幅度小一些，逐渐过渡到两脚趾拄席，两膝外展的幅度要逐渐加大。

举足

| 锻炼效果 |

❶ 畅通足三阴经络，促进大腿和腹股沟的气血运行，防治腹股沟肿痛。

❷ 激发肾气，补益脾气，改善四肢功能，通利腰胯。

| 功能道理 |

身体下蹲和两手向上牵拉两脚趾充分锻炼了两腿和两臂的劲力，改善四肢功能，而"脾主四肢"，因此对脾功能也有改善效果；"肾主腿脚"，两手向上、向外牵拉两脚的同时，腰部收紧，胯部打开，形成对腰胯的松紧和开合刺激，进而对腰胯起到调理效果。该动作强度较大，牵引过程中，足三阴经气会随着外在形体的运动轨迹而畅行，起到疏通经络的作用。

难度指数：☆☆☆
强度指数：★★★

| 跟我来练习 | 练习姿势：蹲踞

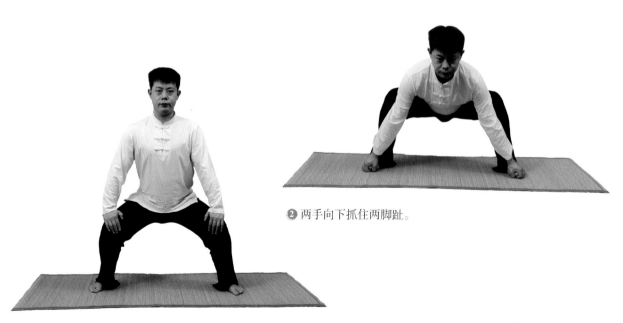

❷ 两手向下抓住两脚趾。

❶ 调节两脚距离，比肩宽，屈膝下蹲，放松身体，踏实席面，成蹲踞姿势。

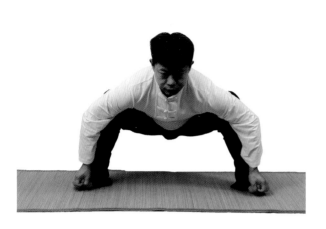

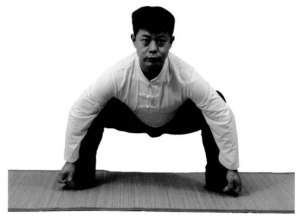

❸ 两手向上牵拉两脚趾，使其离开席面。

❹ 脚跟踩住席面，两手尽力向上牵拉两脚趾后，两手向外挽拉两脚趾逐渐到达极限，同时，身体自然下蹲，两脚、两膝、两腿和胯部随之外展。（注意事项：两手先将两脚趾向上尽力牵引后，再向外水平挽拉。）

❺ 两脚内收，两手及躯干放松。稍作放松调理，重复练习3~7次。

| 指针按摩 |

穴　　位：下脘穴。

功　　能：主治腹部坚硬、胃胀、羸瘦、腹痛、消化不良、食欲不振。

快速取穴：脐上2寸。

按 摩 法：仰卧，用拇指或食指以揉按、推按、点按、摩按等方法刺激穴位5分钟左右，以穴位有温热感为宜。

◎ 千年道引

蹲踞，以两手举足，蹲极横。治气冲肿痛，寒疝入上下，致肾气。蹲踞，以两手捉趾，令离地，低跟，极横挽，自然一通，愈荣卫中痛。——《巢氏病源候论·疝病诸候》（据天圣四年宋版校字断句）

◎ 中医怎么说

"蹲踞"属于道引练习中的基本姿势，与武术中的马步较为类似，但相对灵活、难度较小。"蹲踞，以两手捉趾……愈荣卫中痛。"这句话是对前面一句话的进一步说明和描述，动作的练习描述相对细致。"以两手捉趾"即是用两手拉住两脚趾，使其离开地面。"跟"为脚后跟，即脚跟向下踩住席面。"极横挽"是牵引的强度和路线，即横向牵引到极限。在实践教学中发现，学员练习过程中，横向牵引时容易失去平衡，开始时，横向牵引的幅度可以小一些。结合动作出处，该动作对脾胃虚弱、感受寒邪而引起的小腹痛症状起到调理作用。

摩腰背

| 锻炼效果 |

❶ 活跃气血，激发脏腑功能，消除胸部闷胀现象。
❷ 调和腰部、脊背气血平衡，防治腰肌劳损、肩背紧张。

| 功能道理 |

　　两手向上急速按摩腰部，以及两肘向后的急速振摇可以起到激发阳气、温和气血的作用；两肘快速振摇的同时，展肩扩胸，刺激云门、中府等穴位，进而疏散胸部气血，防治胸部闷胀；两手对腰脊一上一下的按摩刺激，可以刺激脊背脏腑腧穴，畅通督脉，起到激发脏腑功能的作用。

难度指数：☆ ☆ ☆
强度指数：★ ★ ★

| 跟我来练习 | 练习姿势：站立

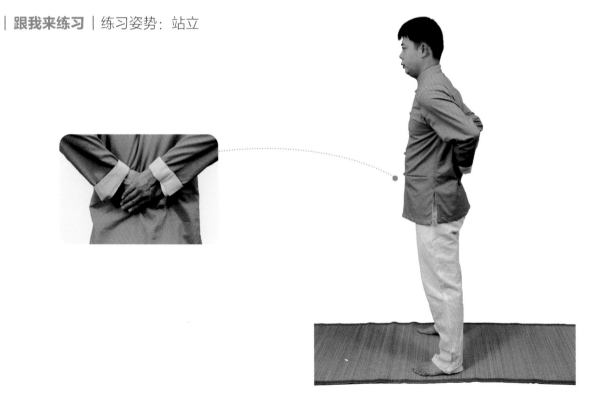

❶ 两手在腰部相叠，左手在内，右手在外，托住腰部中间位置。

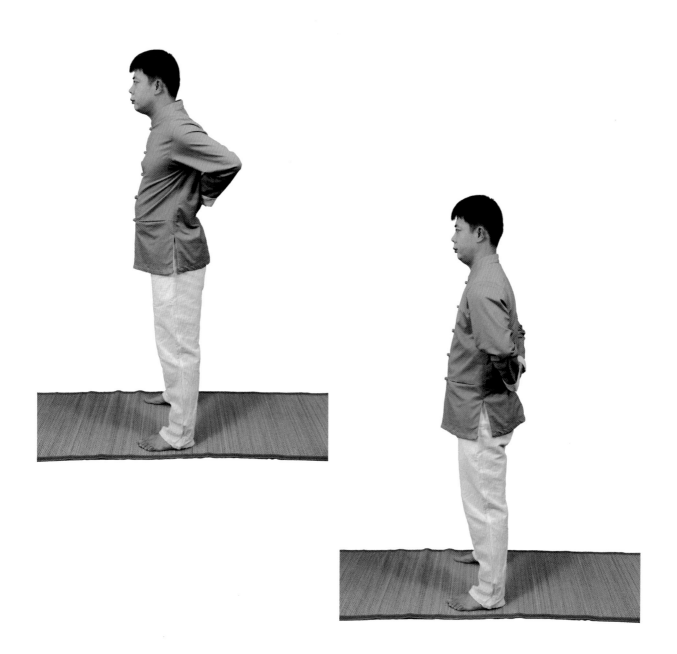

❷ 两手贴紧腰部，向上急速按摩到极限，同时，两肘、两臂向后急速振摇。后两手下落，放松，一上一下为1次，重复7次。（注意事项：两手向上急速按摩时，要贴紧腰脊，劲力要富有渗透性，两肘的振摇要快速。）

❸ 保持身体正直，保持两手相
叠，两手先向上再向下尽力摩
擦腰背部，一上一下为1次，重
复14次。

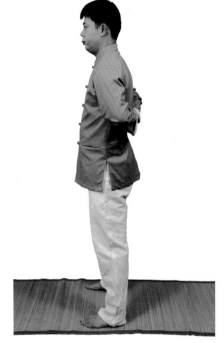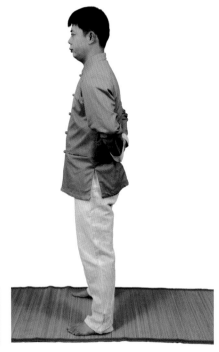

| 温馨提示 |

该动作练习后，腰部出现
明显的温热感和舒适感，是动
作练习方法准确的表现。

| 指针按摩 |

穴　　位：委中穴。

功　　能：健脾和胃，
　　　　　 通络止痛，
　　　　　 温肾助阳，
　　　　　 主治腰背痛、膝关节痛、皮肤
　　　　　 瘙痒、腰脊沉重、遗尿等。

快速取穴：覆卧姿势取穴，膝盖后方中央
　　　　　 的腘横纹中点凹陷处。

按 摩 法：蹲踞或坐在椅子上，两手拇指
　　　　　 或中指用点按、揉按相结合的
　　　　　 方法，同时刺激两侧穴位5分钟
　　　　　 左右，或先刺激左侧穴位，再
　　　　　 刺激右侧穴位。

◎ 千年道引

两手向后，合手拓腰，向上急势，振摇臂肘，来去七。始得
手不移，直向上向下，尽势，来去二七。去脊、心、肺气壅闷，消
散。——《巢氏病源候论·气病诸候》(据天圣四年宋版校字断句)

◎ 中医怎么说

"合手拓腰"是指两手相叠，按住腰部位置，"拓"腰时要具有
向内按压的劲力。"向上急势"是指两手向上按摩时要急速，以劲力
的运用为主，不强调向上的移动幅度。在两手向上按摩的同时，注意
"振摇臂肘"，即肘臂要随着向后振动展开。"始得手不移，直向上向
下，尽势"，即两手对腰脊进行上下的按摩刺激，向上到达极限，向
下达到胯部位置。练习该动作时，以两手按摩的劲力为主，不强调向
上按摩的幅度。该动作按摩腰脊，运动两臂，起到疏散气机、调和气
血的作用。

虎引

难度指数：☆ ☆ ☆
强度指数：★ ★ ★

锻炼效果

❶ 调和肩部气血，防治肩周炎、肩紧张、肩部肌肉老化等。
❷ 调理脏腑功能。

功能道理

　　两手前伸，转动调理脊柱，可以充分牵拉肩背部肌肉、关节和筋脉，在一来一去的往复运动中，改善肩关节柔韧性，平衡肩部气血，通利全身关节；两手向前尽力牵引后，急速弓腰返回，通过体位的挤压、按摩和运动来激发脏腑功能，进而调和五脏，活跃气血。

跟我来练习 | 练习姿势：平跪

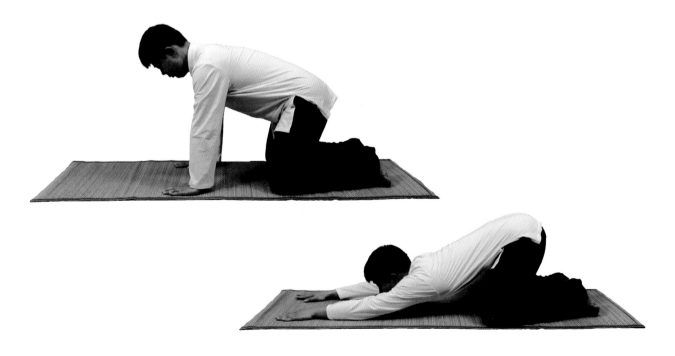

❶ 身体前俯，胸腹部贴在大腿上，两手按住席面，尽力前伸，臀部尽量固定不动。

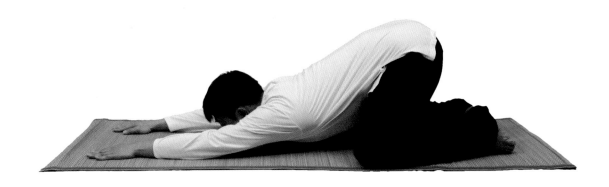

❷ 保持两手前伸按席牵拉，腰背部自由转动，直到感觉将腰、背、脊柱等众多关节松开。（注意事项：腰部的自由转动要轻柔，缓和，方向可以是上下、前后、左右，不要过于拘泥，以牵引活动关节为原则。）

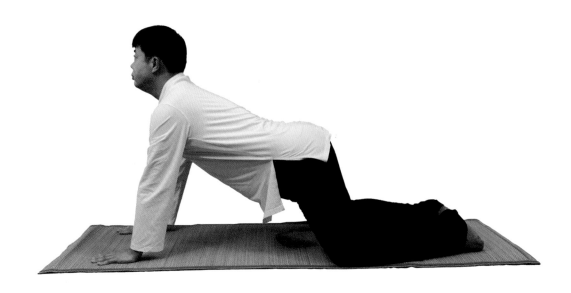

❸ 两手扒住席面，起身向前，将腰部牵引拉长，逐渐达到极限。

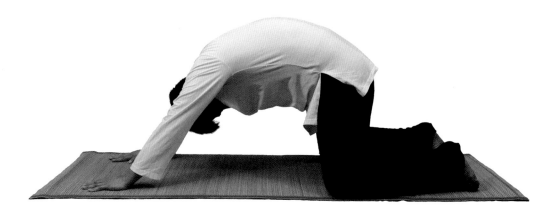

❹ 腰背部迅速向上弯曲拱起，挤压和牵拉腰背部。保持姿势，体会腰脊内冷气外出，两手臂和肩部闷痛。返回放松。一来一去为1次，重复7~14次。

| 温馨提示 |

华佗的五禽戏包括虎戏、鹿戏、熊戏、猿戏和鸟戏，《云笈七签》中描述虎戏："四肢距地，前三掷，却二掷，长引腰，乍却，仰天即返。"该动作与道引中的虎引极为相似，结合时间顺序推断，五禽戏应源于古代道引。

| 指针按摩 |

穴　　　位：昆仑穴。

功　　　能：舒筋活络，清热凉血，醒神定志，疏肝理气，主治头痛、肩背紧缩、踝关节扭伤、心痛与背相接等症。

快速取穴：外踝尖与跟腱之间的凹陷处。

按 摩 法：箕坐姿势，食指或拇指用推按、切按、揉按相结合的方法，同时刺激两侧穴位5分钟左右，或先刺激左侧，再刺激右侧穴位，手法、劲力、时间相同。

◎ 千年道引

平跪，长伸两手，拓席向前，待腰脊须转，便身骨节气散。长引腰，极势。然始却跪，使急，如似脊内冷气出许，令臂搏痛，痛欲似闷痛，还坐，来去二七。去五脏不和，背痛闷。——《巢氏病源候论·腰背病诸候》（据天圣四年宋版校字断句）

◎ 中医怎么说

"平跪"为道引姿势，是在四肢触席的姿势下进行的练习。"长伸两手，拓席向前"时，需要两手向前按住席面，慢慢前伸。在此过程中需要自然转动脊背，促使全身关节松开，即"便身骨节气散"。"长引腰，极势"即向前尽可能地牵引腰部，与《道引·形体牵引篇》中"仰引"的动作极为相似。"然始却跪，使急"描述了急速拱背，并且通过对背部的弯曲和牵拉，促使脊背内冷气外出，和两臂闷痛后，再进行下一次的练习。两手前伸的过程中，将全身关节充分松开的感觉非常舒适，练习过程中，需要缓慢且富有劲力地向前牵拉，同时腰背缓慢左右转动。

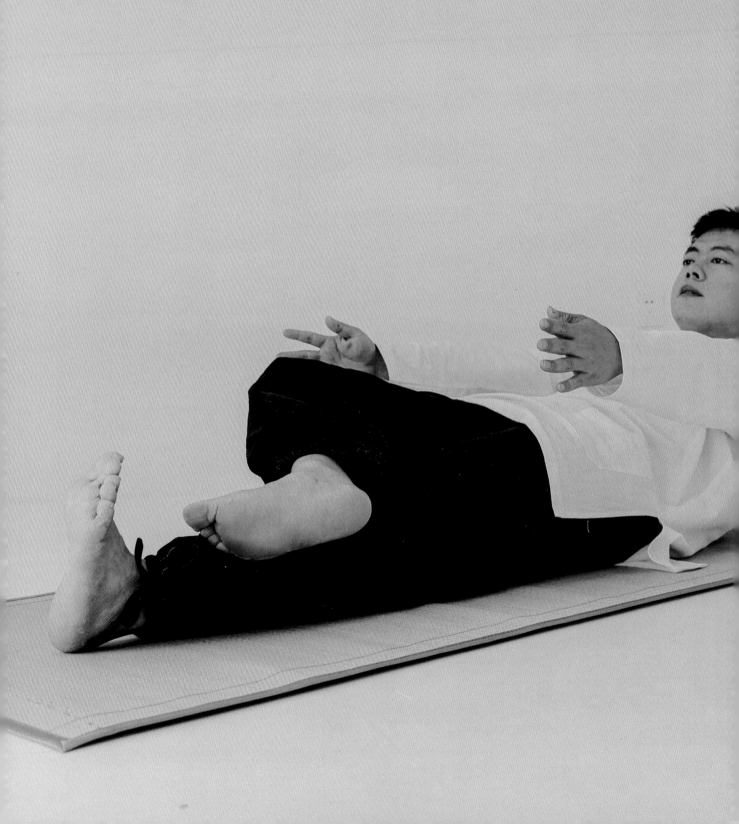

第六章

精神调养

按，谓折按皮肉。跷，谓捷举手足。
导引按跷，中人用为养神调气之正道也。
　　——唐·王冰《重广补注黄帝内经素问》

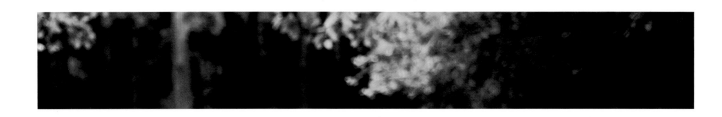

第一节 ┃ 天人整体观

天人整体观是中国古人极为重要的思维方式，指出人要顺应自然，效法自然。天人整体观的原理在于，人和宇宙的本源是相同的，都是由"道"而生，即《道德经》指出的："道生一，一生二，二生三，三生万物。"道产生的宇宙，相当于生命的元气；宇宙产生的天地，相当于人体的阴阳二气；天地生成的万物，相当于人体的五行之气、四肢百骸。中华文化认为"天人合一"是最高的生命理想，即人的生命活动规律要符合自然的活动规律。

天人整体观的另一层意思是说，人和社会是一个不可分割的整体。就像佛家指出的：一滴水若想不干枯，就要融入大海里面。人永远不可能脱离社会而存在，只有人们广泛地参与社会活动，能够"人人为我，我为人人"的话，社会才会和谐，人们才能实现共赢。人们对社会的这种内在认识，决定着人们的道德修养。

与此同时，天人整体观还包含着人类和人类生存环境的和谐统一。中国的道家文化对其有着深刻的认识。庄子在《齐物论》中说："天地与我并生，而万物与我为一。"他并没有把人看作是万物之灵，认为人只是大自然家庭里面平等的一员，与天地并存而不卑，与万物共处而不亢。因此，他打破了人类以自我为中心的论断，指出人类应当与自然界和谐相处，取之自然，用之自然。

人类与自然界和谐相处的同时，也与自然界存在着矛盾。庄子在《达生》中指出："养形必先之以物。"人的生命活动要依赖于万物的供养，所以人和自然也存在着矛盾。人往往以自己的贪婪和自私为需要作为衡量万物的标准，因而对待万物往往不能顺应自然的本性，从而扩大了这种对立。但是，人和自然是一个整体，倘若人和自然的矛盾激化到一定程度，则天地万物必然会施反作用于人。所以，在人和自然对立统一的矛盾过程中，人必须从人和自然的统一性出发，顺天地万物之本性，才能在顺应自然的过程中求得生存发展。这样做的前提是打破人类的自我中心论，避免过于自我。只有这样才能达到"用物"而不"役于物"的状态，才能从物欲中解脱出来，达于逍遥。这也是《齐物论》的主旨。

第二节 ┃ 四季变化与精神调养

自然界存在生长化收藏的现象，人可以通过直觉去感悟自然的这种现象，并且依据自然界的变化规律，有意识

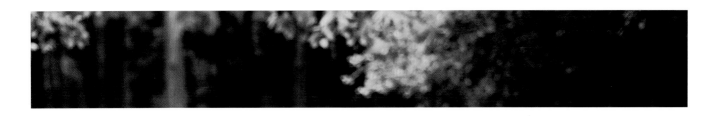

地进行精神调节，实现精神健康愉悦，并且反作用于身体，保持身心健康，避免疾病的发生。

本书的精神调节方法是依据《黄帝内经》的精神调节思想进行的挖掘和整理，分为自然界的四季现象，生活方式调节，违反自然的伤害三方面进行阐释。其中精神调节要以顺应自然为原则，要对自然有所体悟，这需要一颗宁静的心。

附《黄帝内经·素问·四气调神大论》

春三月，此谓发陈。天地俱生，万物以荣，夜卧早起，广步于庭，被发缓形，以使志生；生而勿杀，予而勿夺，赏而勿罚，此春气之应，养生之道也。逆之则伤肝，夏为寒变，奉长者少。

夏三月，此谓蕃秀。天地气交，万物华实，夜卧早起，无厌于日，使志无怒，使华英成秀，使气得泄，若所爱在外，此夏气之应，养长之道也。逆之则伤心，秋为痎疟，奉收者少，冬至重病。

秋三月，此谓容平。天气以急，地气以明，早卧早起，与鸡俱兴，使志安宁，以缓秋刑，收敛神气，使秋气平，无外其志，使肺气清，此秋气之应，养收之道也。逆之则伤肺，冬为飧泄，奉藏者少。

冬三月，此谓闭藏。水冰地坼，无扰乎阳，早卧晚起，必待日光，使志若伏若匿，若有私意，若已有得，去寒就温，无泄皮肤，使气亟夺，此冬气之应，养藏之道也。逆之则伤肾，春为痿厥，奉生者少。

春季（立春—谷雨）

◎ 自然现象

天地万物从闭藏中苏醒过来，开始省发，草木开始发芽、生长，绿色逐渐满布遍野，充满生机勃勃、欣欣向荣的景象。人的起居、情志、运动等生活方式应当效法自然，例如可以早点起床，到清净的公园或是野外，散开头发，迈开步子，放松形体，怀着宁静的心境，放眼远望，感受自然界的生发之机。晚些睡觉，以使人体有更多时间得以"动则阳气生"。保持心情舒畅和适度运动，使"肝系统"如同草木自然地逐渐舒展伸张，使情志得以宣发舒畅。

◎ 生活方式调节

生命应当顺应自然界的养"生"之道，可以使"志"有所生。肾藏志，主骨，生髓，通脑。肾精不足，则精神

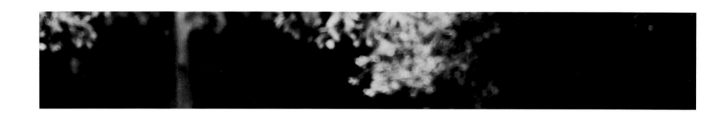

不振，健忘。人体生命顺应自然的养生之道时，可以培补肾气，疏肝理气，对肝肾系统有很好的保养效果。

◎ 违反的伤害

"肝属木，木生火"。过度或长期违反春天的养生之道，便会使肝气不足，进而不足以储备供"心火"生长的条件，在夏天便会产生虚寒之症状，使得"生命生长"及"生命代谢"的生长规律受到破坏。

夏季（立夏—大暑）

◎ 自然现象

天地万物开始活跃，自然万物茂盛、秀丽，天地之气结合交错，万物华丽、富实，自然界充满的是丰满、充实和成长的一派气象。

◎ 生活方式调节

生命的活动方式，效仿夏天的养"长"的运行规律。使"志"有所长。情志也需要保持愉悦和外向的状态，顺应自然的"养长"之道。虽然有些晒，但不要讨厌夏日的阳光，保持恬愉的欢笑，适当加强运动，使体内阳气有所宣泄，放下怒思悲忧，去体验爱自然的幸福感觉，仿佛所爱的事物在外面。对那些忧心忡忡、思虑重、有心事的人们，更要有意识地调控精神，去放飞心情。

◎ 违反的伤害

由于夏天包括"长夏"这一特殊气候，而长夏对应脾脏，由于"心属火，火生土"的原因，过度或长期违反夏天的养长之道，会伤害"心气"，进而不能产生足够的"脾土"来提高脾胃功能，会在夏秋季节容易产生患肠胃性疾病，如腹痛、腹泻、疟疾等。

秋季（立秋—霜降）

◎ 自然现象

秋高气爽，天地万物开始收容，平和。秋天里，地气明朗，天气变化急速，万物逐渐变得萧瑟，需要早睡早起，以减弱自然对生命的肃杀之气。

◎ 生活方式调节

生命的活动方式、心理的状态仿效秋天的收藏的运行规律，使"志"有所藏匿。精神保持宁静、平和，顺应自然界的收藏之道，以保养肺脏，使肺气清，起到益气养肺的作用。

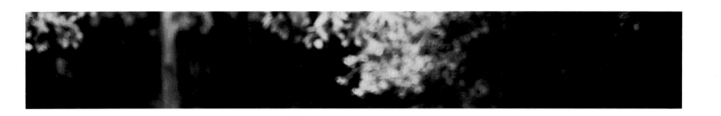

◎ **违反的伤害**

"肺属金，金生水"，若不能保持宁静的心理，减弱"秋刑"，便会使肺气受到伤害，使产生"肾水"的"肺金"不足，导致冬季的"闭藏"之力不足，产生"飧泄"之症。

冬季（立冬—大寒）

◎ **自然现象**

天寒地冻，水成冰，地干裂。寒气逼人，自然界的万物都已经隐藏了起来，躲避冬天的杀害。此时，应当早睡晚起，等太阳出来之后再起床，以避免外寒伤害。

◎ **生活方式调节**

生命的活动方式要学习天地间的万物隐藏起来，躲避自然界的寒气，不要进行过多的户外活动。不要进行强度过大的运动，保持精神宁静、安和，远离过寒的地方，靠近温暖的地方，尽量避免各种原因造成的出汗。要适当独处，使"志"仿佛隐藏起来的样子，以保养人体阳气。

◎ **违反的伤害**

"肾属水，水生木"，若不能避免冬天的寒冷之气，久而久之则容易对人体的"阳气"造成伤害，造成冻疮、伤寒等多种病症。同时，会对肾脏系统造成伤害，使"肾水"无法生成足够的"肝木"，进而导致在春天便会出现"痿厥"之症，造成腰膝酸软、筋骨屈伸不利等症状。

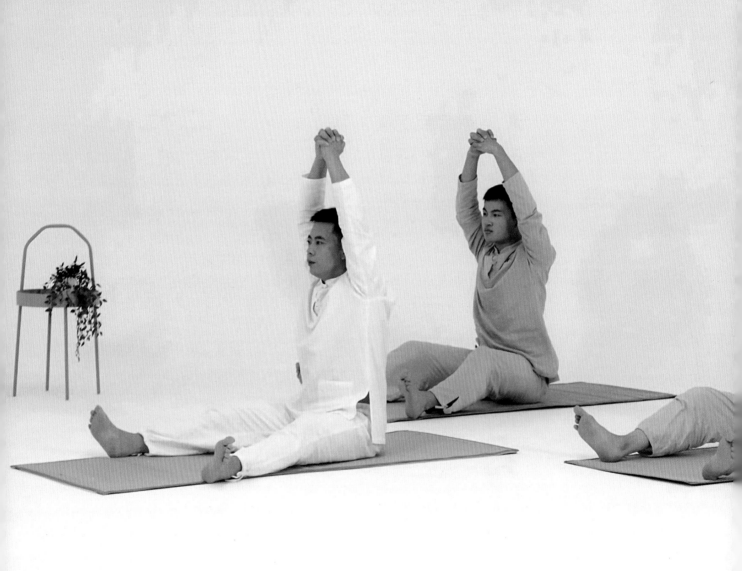

第七章

日常道引练习及常见疑问

古之按摩，皆躬自运动，振按顿拔，接捺拗伸，
通其百节之灵，尽其四肢之敏，劳者多健，譬犹户枢。

——清·郑文焯《医故》

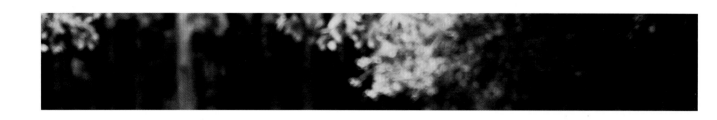

　　将道引不同的方法编排起来，例如将捉颏（练习颈项）、大形（练习关节）、歃身转腰（练习小腹）、顿足（练习背部）、顿手（畅通肝经）、四周（练习手臂）等十几个方法编排起来，针对身体不同部位进行特定流程化的练习，可以起到健身、理疗、减压的作用。我们称这种流程化的课程编排为流道引，相对单个方法练习，这种课程编排对身体练习更加全面，练习更加方便和有趣，非常适合全民健身。

第一节 | 个人课程练习设计原则

　　课程设计一般把握以下几个重要原则：

　　（1）适当热身。

　　（2）适当进行姿势调整练习。

　　（3）先练习难度和强度小的动作，再练习难度和强度大的动作。

　　（4）有健身、养生需求的人群需要广泛练习，不要局限在某一特定动作上。

　　（5）康复练习的人群，要在广泛练习的基础上，有针对性地练习具有针对功能的动作。例如，对于进行肩周劳损康复练习的人群，可以在广泛练习的基础上，每次有针对性地练习挪头、仰头却背、大形等动作。

　　（6）每次选取5~7个动作，练习0.5~1小时，每周进行3~5次练习，每次练习的内容尽量有所区别。

　　（7）每次练习之后，要进行放松练习。

个人流道引课程设计建议

时间	练习地点	动作选取	备注
清晨	卧室	荡涤脏腑，捉足伸脚，踵勾，决足，顿足	身体气机刚刚苏醒，应当选取强度和难度小的动作，促使一天处于精力旺盛的状态
上午	卧室、办公室、健身会所	戾头，俯仰，支落，践足，仰头却背	人体功能开始上升，应当选取难度大、强度小的动作练习
中午	卧室、办公室	龟行气，蜀王乔，大形，挽解溪，引胫痹	工作一上午，身体略感疲劳，应当选取难度和强度小的动作，用来恢复功能

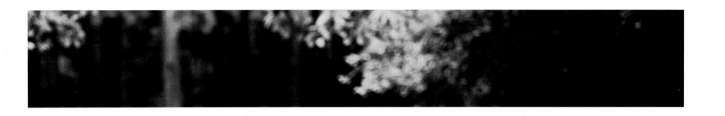

续表

时间	练习地点	动作选取	备注
下午	卧室、办公室、健身会所	摇肩，坐足跟，举足，摩腰背，挽犊鼻，飞仙式	身体气机处于活跃状态，是一天最好的练习时间，可以选取难度和强度都大的动作来练习
晚上	卧室、健身会所	虎引，空捺，鸟伸，欹身转腰，正坐调息	身体气机逐渐进入平稳状态，应当选取强度和难度都小的动作练习，用来促进睡眠

备注：部分方法来源《道引·形体牵引篇》

第二节 ┃ 道引课程编排范例（60分钟课程）

一、暖身部分

（1）躯体式：调理胸部、胁肋部、腹部筋脉，活跃气血。

（2）头颈式：活跃颈项部气血，缓解颈项紧张。

（3）手臂式：调理肘、臂、肩筋脉，调理该部位的劳损。

（4）脊柱式：矫正脊柱不良姿势。

（5）腿脚式：调理两脚、两腿部筋脉，调和胯部气血。

二、主体部分

（1）捉足伸脚：柔和腰部肌肉筋脉，防止椎间盘突出。

（2）调脊椎：畅通督脉，改善发质。

（3）抱膝：防治关节屈伸不利，下肢沉重。

（4）弃地：养护五官，调理耳、目、鼻、喉痛。

（5）蜀王乔：激发脏腑功能，调节气血平衡。

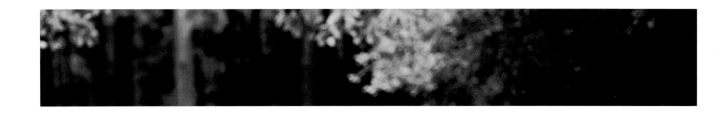

（6）虎引：调和肩部气血，防治肩周炎、肩紧张、肩部肌肉老化等。

（7）飞仙式：调和全身筋脉，改善情志。

（8）顿足：畅通肝经，消除背痛。

（9）仰头却背：柔和腰背筋脉，消除腰痛。

（10）引腰痹：畅通气机，改善听力。

（11）大形：通利骨关节，柔缓筋脉。

三、结束部分

经络拍打法：按照十二经络循行路线进行自我拍打放松三遍。

备注：部分方法来源《道引·形体牵引篇》

第三节 ｜ 练习者代表性的疑问及解答

自《道引·形体牵引篇》出版以来，随着参与线下课的人数越来越多，很多道引爱好者咨询了很多问题，笔者选取几个代表性的问题分享给大家，希望有同样或类似疑问的爱好者得以了解。

问题一：

徐老师您好，我参照《道引·形体牵引篇》练习已一月有余，但内容太多，在一天内要想全做一遍，时间上是不可能的，我想请教一下您怎样合理安排练习才能最好。一个部位的相关练习两天做一次可以吗？谢谢您了！

答：

道引练习类似于在主动地进行自我推拿，要通过动作练习建立自我按摩操作的思维模式以及体悟对形体的认知。不要把道引看成一种外向的体育训练，而应看作内向性的对自身形体的"修理"。

建议：

如果自身存在某种亚健康或慢性疾患的问题，要找到合适的技术进行针对性的练习，问题越严重，练习的次数和频率可以越多，但要注意方法准确，循序渐进，以避免过于疲劳为原则。绝不可以一天把《道引·形体牵引篇》

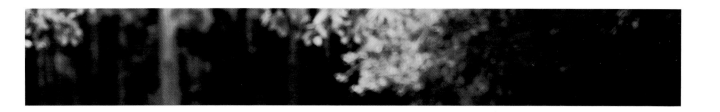

全部技术练习一遍，不要把它看成太极拳式的套路性练习。可以按照七大部位，分别选取1~2个技术，自行编排好方法，从头到脚地进行系统性练习，内容每天可以进行更换。

问题二：

为什么有时候练习完，身体觉得累？

答：

道引的练习属于"劳"的方法，练习之后有时会有累的感觉是正常的，注意"形要小劳，勿以至疲"就可以了。道引练习以后，可以通过各种姿势的调整来放松身体，缓解劳累，无论坐姿或卧姿都可以，这属于"逸"的方法，所以传统运动历来讲究"动静结合""练养结合""劳逸结合"。

问题三：

徐教授您好，我视网膜很薄，头里还有一个肿瘤压着视神经，另外一个眼睛也看不见了，不知道，这些动作有没有影响。

答：

头部需要轻微活动，循序渐进，以此畅通气血。另外，人体是一个整体，其他部位的调理对头部也有益处，对身体恢复很有好处，需要长期坚持练习。

问题四：

今天我左手扶墙，右手擦右脚，突然感觉右边髋关节有个类似筋被扯到了的感觉，现在坐矮一点或蹲下都很痛，请问为什么会出现这种情况？

答：

很多生活经验中，例如拿高处超过力所能及的距离之物；搬举超过力所能及的重量；扭转超过力所能及的范围，可能会造成局部的拉伤、抽筋或岔气。从本质上说都属于"过强"所伤。

遇到这种情况，觉得受伤的一瞬间，不要着急，顺着之前的劲力继续微微调理。例如去够高处的东西时可能会拉伤肩背部，这时需要顺着手去的方向继续微微移动，带动受伤部位做调理；再如，你感觉髋部扭拉到的瞬间不要立刻返回，而是顺着下屈的力度继续微做调理。这些例子主要是要说明：道引的本质是通过"顺其自然"的道理对形体进行一种精微控制和调理。

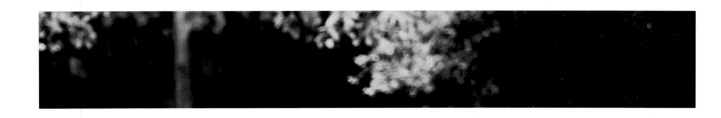

问题五：

这两天上午到办公室后都练习虎按、顿手、引颈、四角、四周、仰肘、承胁、大形、摇肩、捉颏等动作，特别是反复练习虎按、顿手、承胁。我每天吃一样的早餐，但是昨天和今天感觉上午饿得比过去快，是不是周末学习的行气活血动作比较有助于消化吸收？

答：

古代讲"动摇则水谷消"，意思就是道引练习可以增加胃肠蠕动，提高消化吸收功能。

问题六：

道引是否就是气功？

答：

古称道引，近代称之为导引，不是气功。道引是以"疏导气血，牵引形体"的运动方法为基础，融入中医学知识和传统文化，以科学导向和现代表达重构的中华文化体系。气功属于生命修炼，目的在于开发生命潜能，是道引发展到汉代时期出现演化，逐渐形成的蕴含在儒释道各自文化领域、博大精深、各具特色的生命修炼体系。